건강
설계

100세 시대, 기능의학으로 완성하는 내 몸 경영 로드맵

건강 설계

강신용 지음

기능의학의 정석

100세 건강
내 몸 경영
가이드북!

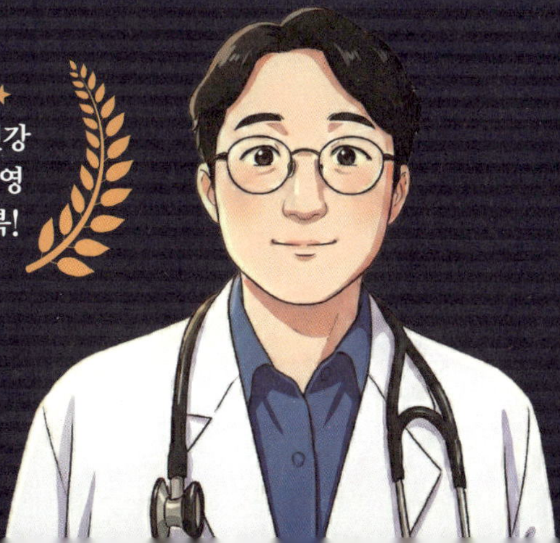

바른북스

Prologue

프롤로그
당신의 건강, 가장 가치 있는 투자

우리는 건강을 잃고 나서야 그 가치를 깨닫곤 합니다. 40대 이후, 우리의 몸은 마치 쌓아 올린 모래성처럼 미묘한 균열을 보이기 시작합니다. 20대와 30대에 당연하게 생각했던 활력은 서서히 줄어들고, 이유 모를 피로감과 통증이 일상이 됩니다. 건강검진 결과표에는 알 수 없는 숫자와 경고 문구가 하나둘씩 늘어납니다. 이것은 자연스러운 노화의 과정일까요? 아니면 우리가 스스로 놓친 건강의 신호일까요?

미국 국립보건원(NIH)과 세계보건기구(WHO)를 포함한 다수의 연구 기관들은 현대인의 주요 질병이 생활 습관과 밀접하게 연관되어 있음을 지속적으로 강조하고 있습니다. 과거에는 주로 감염성 질환이 사망의 주된 원인이었지만, 2025년 WHO 보고서에 따르면 전 세계 사망원인의 74%가 비감염성 질환으로, 그중에서도 심혈관 질환, 암, 당뇨병 등이 매우 높은 비중을 차지합니다. 이러한 질병들은 단순히 '운이 나빠서' 생기는 것이 아니라, 수십 년에 걸친 잘못된 식습관, 운동 부족, 수면의 질 저하, 그리고 스트레스 관리에 실패한 결과로 나타나는 것입니다.

많은 사람들은 건강 관리를 '문제가 발생한 후에' 병원을 찾아 치료하는 것으로 생각합니다. 하지만 이는 건강이라는 자산에 대한 잘못된 접근입니다. 진정한 건강 관리는 질병의 씨앗이 싹트기 전에 미리 예방하고, 내 몸의 균형을 되찾아 최상의 상태를 유지하는 것입니다. 기능의학에서는 이를 '최적의 웰니스(Optimal Wellness)'라고 정의합니다. 단순히 질병이 없는 상태를 넘어, 신체적, 정신적, 사회적으로 최상의 상태를 추구하는 것입니다.

이 책은 바로 그 '최적의 건강'을 위해 기능의학이라는 새로운 렌즈를 활용하여 당신의 건강을 다시 설계하는 구체적이고 실질적인 로드맵을 제시하고자 합니다. 더 이상 아프지 않기 위해 노력하는 '수동적'인 관리가 아닌, 좀 더 행복한 삶을 살기 위해 '능동적'으로 자신의 건강 관리에 투자하는 패러다임의 전환을 제안합니다. 자신이 건강 관리의 주체가 되어 투자하는 시간과 노력은, 단순히 병원비를 아끼는 것을 넘어 삶의 질을 근본적으로 향상시키고 행복한 삶을 누리기 위한 가장 가치 있는 투자가 될 것입니다.

작가도 아니고, 교수나 사회적으로 유명 인사도 아닌 내가 책을 쓰고 있는 모습을 보며 이런 질문을 던져 보았습니다.

"나는 왜 이 책을 쓰고 있지?"

새벽 1시경 어느 조용한 곳에 앉아서 생각을 하던 중 얼마 전, 기능의학을 접목하여 치료 하고 있는 환자분에게 결혼식이 얼마 안 남았는데 그전에 책이 나와서 드릴 수 있으면 좋겠다고 말씀드렸더니 잘못 본 것인지는 모르겠지만 눈물을 글썽이던 모습이 생각났습니다.

깊은 고민 끝에 얻은 하나의 본질적인 답은 바로,

이 책이 필요한 "그 한 사람" 때문이라는 것입니다.

이 책이 저와 함께 삶의 여정을 걸어가고 계신 분들, 해결되지 않는 다양한 증상 때문에 먼 길을 마다하지 않고 병원을 찾아오셔서 함께 고민하고, 울고, 웃던 환자분들, 그리고 좀 더 의미 있고 행복한 삶을 살아가기 위해 건강을 관리하고자 노력하는 분들에게 조금이나마 도움이 되기를 소망합니다.

깊은 밤 진료실에서

강신용 드림

Contents

목차

1부.
건강,
새로운 관점으로 바라보기

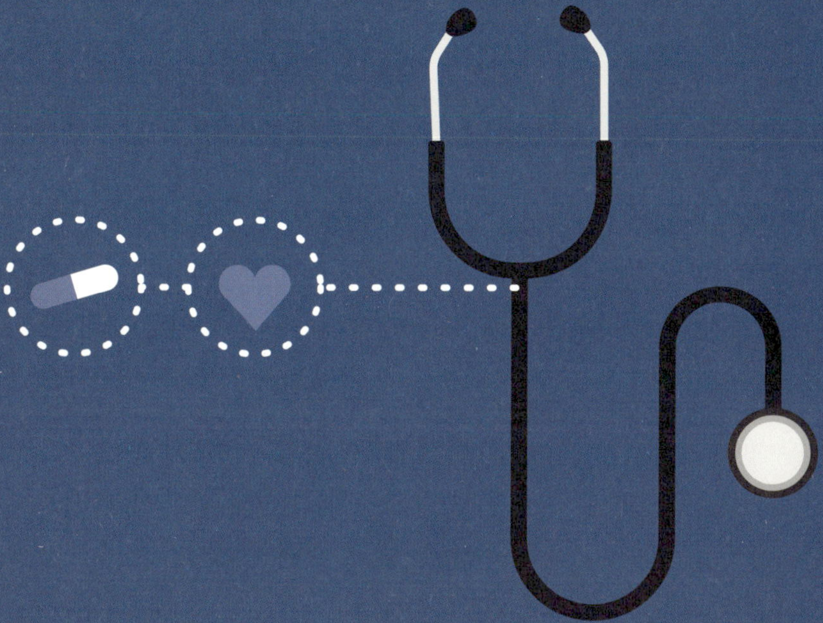

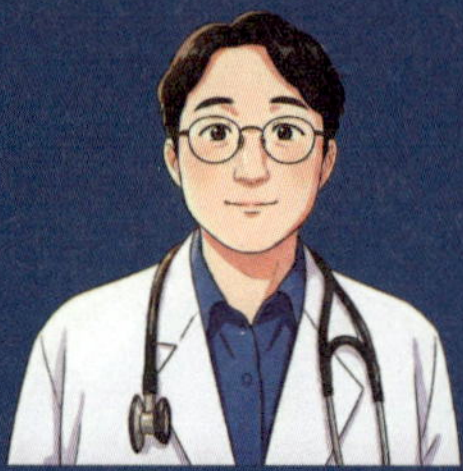

Health Planning

1장. 왜 지금, 건강 관리를 해야 하는가?

1. 현대 사회의 질병 지형도 변화

감염병의 시대에서 만성질환의 시대로

과거 인류의 건강을 위협했던 주요 질환들은 결핵이나 천연두 같은 급성 감염병이었습니다. 하지만 현대 의학과 위생 환경의 비약적인 발전 덕분에 우리는 더 이상 이 병들로부터 크게 위협받지 않습니다. 대신, 오늘날 우리의 삶을 가장 크게 위협하는 것은 만성질환입니다. 이는 질병의 역사가 급성에서 만성으로, 감염성에서 비감염성으로 전환되었음을 의미합니다.

우리나라 통계청의 2024년 사망원인 통계에 따르면, 한국인의 주요 사망원인은 암(24.8%), 심장 질환(9.4%), 폐렴(8.4%)으로 전체 사망원인의 41.9%를 차지합니다. 이 중 암과 심장 질환은 모두 생활 습관과 깊이 연관된 만성질환으로, 전체 사망의 상당 부분을 차지합니다. 특히 주목할 만한 점은 고혈압, 당뇨병, 고콜레스테롤혈증 같은 만성질환의 유병률이 꾸준히 증가하고 있다는 사실입니다. 질병관리청이 2024년에 발표한 자료에 따르면, 2023년 한 해 동안 만성질환으로 인한 사망자가 전체의 78%를 차지했으며, 만성질환 진료비는 약 90조 원에 달했습니다. 이는 개인이 겪는 고통을 넘어 사회 전체의 부담이 되고 있음을 보여줍니다.

문제는, 이러한 만성질환들은 급성 질환처럼 명확한 증상으로 시작되지 않습니다. 보통 수년에 걸쳐 서서히 진행되기 때문에, 사람들은 몸이 보내는 작은 신호들을 무시하기 쉽습니다. 예를 들자면, "이 정도 피곤함은 당연한 거야"라고 생각하며 병을 키우는 경우를 말합니다.

따라서 현대의 질병은 눈에 보이지 않게 스며들어 우리의 삶을 잠식하는 '숨겨진 적'과 같은데, 이 적에 맞서 싸우기 위해서는 증상이 나타난 후의 치료뿐만이 아니라, 증상이 나타나기 전의 적극적인 예방이 필수적입니다.

2. '아프지 않은 것'과 '진짜 건강한 것'의 결정적 차이

많은 분들이 '건강하다'는 것을 '아픈 곳이 없는 상태'와 동일시합니다. 하지만 의학적으로 '아프지 않은 것'과 '진짜 건강한 것'은 분명한 차이가 있습니다. 세계보건기구(**WHO**)는 건강을 "단순히 질병이 없는 상태가 아니라, 신체적·정신적·사회적으로 완전히 안녕한 상태"라고 정의합니다. 이는 단순히 통증이나 불편함이 없는 상태를 넘어, 매일 활력이 넘치고, 스트레스에 현명하게 대처하며, 삶에 만족감을 느끼는 것을 포함합니다.

많은 현대인이 겉으로는 멀쩡해 보이지만, 만성적인 피로, 수면 부족, 불안감, 집중력 저하 등을 겪고 있습니다. 이런 상태는 아직 병으로 진단받을 단계는 아닐지라도, 몸의 시스템이 최적의 상태로 작동하지 못하고 있다는 신호입니다. 기능의학에서는 이러한 상태를 '기능 저하'라고 부릅니다. 이는 마치 엔진에 문제가 생기기 직전의 자동차처럼, 언제든 큰 고장으로 이어질 수 있는 불안정한 상태입니다.

예를 들어, 겉보기에 건강한 40대 남성이라도, 체내의 만성 염증 수치가 높거나 장내 미생물 균형이 깨져 있다면 그는 '아프지 않은' 상태일 뿐, '진짜 건강한' 상태는 아닙니다. 이런 기능 저하 상태는 시간이 지나면서 고혈압, 당뇨병, 혹은 자가면역질환 같은 심각한 만성질환으로 발전할 가능성이 높습니다. 따라서 '진정한 건강'을 추구한다는 것은 내 몸의 미묘한 신호에 귀를 기울이고, 최적의 기능 상태를 유지하기 위해 노력하는 것을 의미합니다.

3. 건강 관리가 삶의 질을 어떻게 바꾸는가?

건강 관리는 더 이상 질병을 피하기 위한 소극적인 노력이 아닙니다. 이는 삶의 모든 영역에서 긍정적인 영향을 미치는 가장 강력한 투자입니다.

인지 능력과 생산성 향상

규칙적인 운동과 올바른 식단은 뇌로 가는 혈류를 개선하고, 신경 성장 인자(BDNF)의 생성을 촉진합니다. 이는 기억력, 집중력, 문제 해결 능력을 향상시키는데 직접적인 영향을 줍니다. 2024년 발표된 한 연구에 따르면, 꾸준한 신체 활동은 특히 노년층의 인지기능 저하를 예방하고 사고 능력을 향상시키는 것으로 나타났습니다. 몸이 건강하면 정신이 맑아지고, 이는 곧 일과 학습, 취미 등 삶의 모든 활동에서 더 나은 성과를 가져옵니다.

감정의 안정: 몸이 편하면 마음도 편하다

운동은 천연 항우울제 역할을 합니다. 뇌에서 분비되는 엔돌핀과 세로토닌 같은 신경전달물질은 스트레스 호르몬인 코르티솔의 수치를 낮추고, 기분을 좋게 만들어 우울감과 불안을 완화합니다.

또한, 건강한 식습관은 장내 미생물 생태계의 균형을 조절해주는데, 최근 연구들은 장 건강이 정신 건강과 깊이 연결되어 있음을 밝히고 있습니다. 이처럼 건강 관리는 우리 몸의 생화학적 시스템을 최적화하여 정신적 안정을 가져오고, 삶에 대한 긍정적인 태도를 길러줍니다.

노화 지연: 생체 나이를 되돌리는 기술

건강 관리는 단순히 질병이 없는 상태를 만드는 것을 의미하는 것이 아닌, 노화의 속도를 늦추는 핵심 요소입니다. 염증 관리, 항산화 작용, 충분한 수면을 통한 세포 재생은 모두 노화를 지연시키고 활력을 유지하는 데 필수적입니다. 또한, 미국 질병통제예방센터(**CDC**)에 따르면, 심장병이나 뇌졸중 같은 주요 만성질환의 위험성을 생활 습관 개선을 통해 충분히 예방할 수 있다고 합니다.

결론적으로, 건강 관리는 '진정으로 건강한 삶'을 살기 위한 가장 중요한 열쇠입니다. 단순히 아프지 않은 상태에 머무르지 말고, 날마다 활력과 만족감, 그리고 행복한 삶을 누리기 위해 지금 바로 건강 관리의 첫걸음을 내딛으시길 바랍니다.

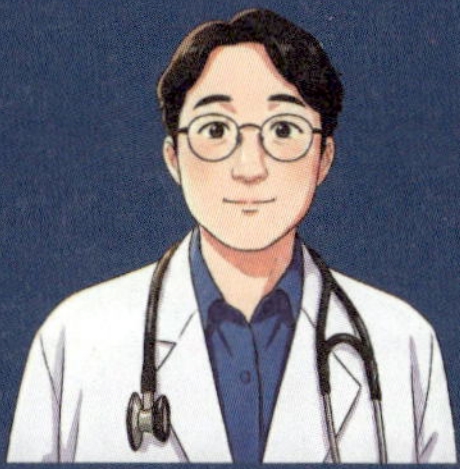

Health Planning

2장. 현대의학과 기능의학, 두 개의 시선

1. 현대의학, 구조와 질병의 소방관

급성 질환과 응급 상황에서의 엄청난 장점

현대의학은 지난 세기 동안 인류의 건강을 혁신적으로 개선해왔습니다. 특히, 급성 질환과 응급 상황과 같은 눈앞의 위험에 대응해야 하는 상황에서는 엄청난 장점을 가지고 있습니다. 뇌졸중, 심근경색, 외상 등 생명을 위협하는 상황에서 신속하고 정밀한 진단과 치료를 통해 수많은 생명을 구해냈습니다. 이는 첨단 영상 기술(MRI, CT)과 정교한 외과 수술 기법, 강력한 항생제와 같은 약물 개발 덕분입니다.

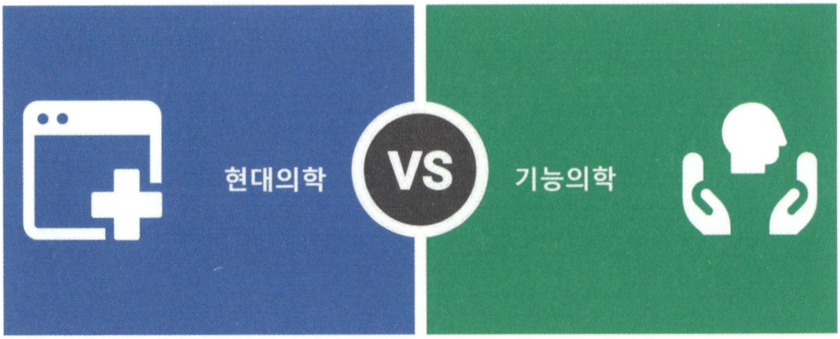

증상 중심 치료의 한계와 단점

하지만 현대의학은 증상 중심 치료의 한계를 드러내기도 합니다. 만성질환의 경우, 증상을 완화하는 약물에 의존하는 경향이 큽니다. 예를 들어, 고혈압 환자에게 혈압강하제를, 당뇨병 환자에게 혈당 조절제를 처방합니다. 이 약들은 증상을 효과적으로 관리하지만, 질병의 근본 원인(식습관, 스트레스, 염증 등)을 해결하지 못하기 때문에 환자는 평생 약을 복용해야 할 수도 있습니다. 이러한 접근 방식은 질병의 원인을 찾아내어 해결하기보다, 나타난 문제를 수면 아래로 낮추는 역할을 할 뿐입니다.

2. 기능의학, 원인과 균형의 건축가

질병의 근본 원인을 찾는 통찰력

기능의학은 질병의 이름 대신 그 질병을 일으킨 근본 원인을 찾는 것에 집중합니다. 현대의학이 '심근경색'이라는 병명에 초점을 맞춘다면, 기능의학은 '왜 이 환자에게 심근경색을 유발하는 동맥경화가 생겼는가?'를 파고드는 것입니다. 즉, 기능의학은 유전적 소인, 식습관, 수면 패턴, 스트레스, 환경 독소, 장내 미생물 상태 등 환자 개인의 복잡한 문제를 종합적으로 분석합니다. 다른 예를 들자면, 만성피로를 호소하는 환자가 있을 때, 단순히 비타민 주사를 처방하여 일시적으로 증상을 완화 시키는 것이 아니라, 부신 기능, 미토콘드리아 기능, 중금속 오염 여부, 만성 염증 지표 등을 검사해 근본 원인을 찾아내는 것입니다.

개인 맞춤형 치료와 예방의 중요성

이러한 접근법은 개인 맞춤형 치료와 예방의 중요성을 강조합니다. 모든 사람이 똑같은 질병에 걸렸더라도 그 원인은 다를 수 있다는 것입니다. 기능의학은 유전체 검사, 대사 산물 검사, 영양 상태 검사 등 첨단 진단 기술을 활용해 환자 개개인에게 최적화된 영양, 운동, 수면, 스트레스 관리 계획을 제시합니다. 이는 질병이 발생하기 전에 미리 위험 요인을 파악해 예방하는 데에도 큰 도움이 됩니다. 단순히 증상을 억눌러서 조절하는 것이 아니라, 신체의 균형과 기능을 회복시켜 스스로 건강을 되찾을 수 있도록 돕는 것이 기능의학의 핵심 목표입니다.

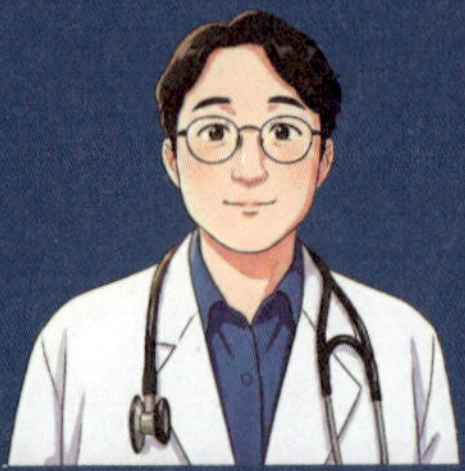

Health Planning

3장. 완벽한 조화를 위한 제언, 통합 의료 시스템

1. 현대의학과 기능의학의 시너지를 극대화하는 법

현대의학과 기능의학은 상호 보완적인 관계에 있습니다. 두 분야의 강점을 이해하고 조화롭게 활용하면 질병의 치료는 물론, 건강 증진과 예방 효과를 극대화할 수 있습니다. 예를 들어, 응급 상황은 현대의학에 맡기고 만성적인 건강 문제는 기능의학적 접근으로 해결하는 것이 현명합니다.

현대의학과 기능의학은 서로 다른 관점을 가졌지만, 결국 추구하는 하나의 목표는 환자의 건강입니다. 따라서 두 분야의 시너지를 극대화하는 법을 아는 것은 건강 관리를 위한 현명한 전략입니다.

기능의학의 창시자로 불리는 제프리 블랜드(**Jeffrey Bland**) 박사의 철학에 따르면, 현대의학이 질병을 분류하고 진단하는데 뛰어나지만, 기능 의학은 질병의 원인을 찾아 해결하는 데 탁월합니다. 마치 자동차 수리공과 엔지니어의 관계와 같습니다. 자동차 수리공(현대의학)은 고장 난 부품(질병)을 교체하는 데 능숙하지만, 엔지니어(기능의학)는 왜 그 부품이 고장 났는지, 전체 시스템에 어떤 문제가 있는지 근본 원인을 분석하는 것과 같습니다.

2. 내 몸의 문제를 해결하기 위해 두 분야를 어떻게 활용할 것인가?

두 분야를 효과적으로 활용하기 위한 실질적인 로드맵을 제시해 드리겠습니다.

급성 질환과 응급 상황, 현대 의학이 우선입니다.

생명이 위협받는 심근경색, 뇌졸중, 골절 등은 즉각적인 처치가 필수적입니다. 이럴 때는 현대의학의 뛰어난 의료 기술을 활용해야 합니다. 응급실이나 대학병원에 방문하여 신속한 진단과 치료를 받는 것이 가장 중요합니다. 이 영역에서 기능의학적 접근을 시도하는 것은 위험한 결과를 초래할 수 있습니다. 예를 들어, 2021년 'Circulation' 저널에 발표된 연구에 따르면, 급성 심근경색 환자가 병원 도착 후 90분 이내에 관상동맥 재개통 시술을 받으면 생존율이 95% 이상으로 높아집니다. 이러한 결과는 현대의학의 신속한 대응 덕분입니다.

만성질환, 기능의학적 접근으로 근본 원인을 찾기

고혈압, 당뇨병, 자가면역질환, 만성피로 등 만성적인 건강 문제는 단순히 증상을 억누르는 것만으로는 해결되지 않습니다. 이럴 때는 기능의학적 관점을 도입하는 것이 효과적입니다. 예를 들어, 고혈압 환자에게 혈압약만 처방하는 대신, 기능의학 전문가는 스트레스, 염증, 장내 미생물 불균형, 미네랄 부족 등 혈압 상승을 유발하는 숨겨진 원인을 찾아냅니다. 2019년 'Nutrients' 저널에 실린 논문은 비타민 D, 마그네슘, 칼륨 등 미량 영양소 결핍이 고혈압 발생에 영향을 미친다는 것을 밝혔습니다. 환자 개인의 영양 상태를 분석하고, 식단 개선, 스트레스 관리, 운동 등 생활 습관 교정을 통해 혈압을 정상화하는 것이 기능의학의 목표입니다.

3. 예방과 건강 증진, 기능의학으로 미래를 설계

아직 뚜렷한 질병이 없더라도, 왠지 모르게 몸이 무겁거나 활력이 떨어지는 느낌이 들거나, 부모님 또는 친인척 중에 특이하게 혈관 질환이나 암과 같은 만성질환을 앓고 계신 분들이 많다면 기능의학적 검사를 고려해 볼 수 있습니다. 기능의학은 혈액, 소변, 침, 모발 등을 통해 유전적 소인, 독소 노출 정도, 장내 미생물 상태 등 미래에 발생할 수 있는 질병의 위험 요인을 미리 파악합니다. 이 정보를 바탕으로 개인 맞춤형 식단, 영양제, 운동, 스트레스 관리 계획을 수립하여 질병을 예방하고 최적의 건강 상태를 유지할 수 있도록 돕습니다.

4. 두 분야의 협력, 통합 의료 시스템의 구축

가장 이상적인 형태는 현대의학과 기능의학을 상호 보완하는 것입니다. 현대의학 전문가는 정확한 진단과 응급 처치를 담당하고, 기능의학 전문가는 질병의 근본 원인을 찾아 생활 습관 개선을 돕는 것입니다. 두 분야의 장점을 모두 활용하여 통합 의료 시스템을 구축하면 질병 치료와 예방이라는 두 마리 토끼를 잡을 수 있습니다.

2부.
건강의 뿌리,
내 몸의
숨은 시스템을 복구하라

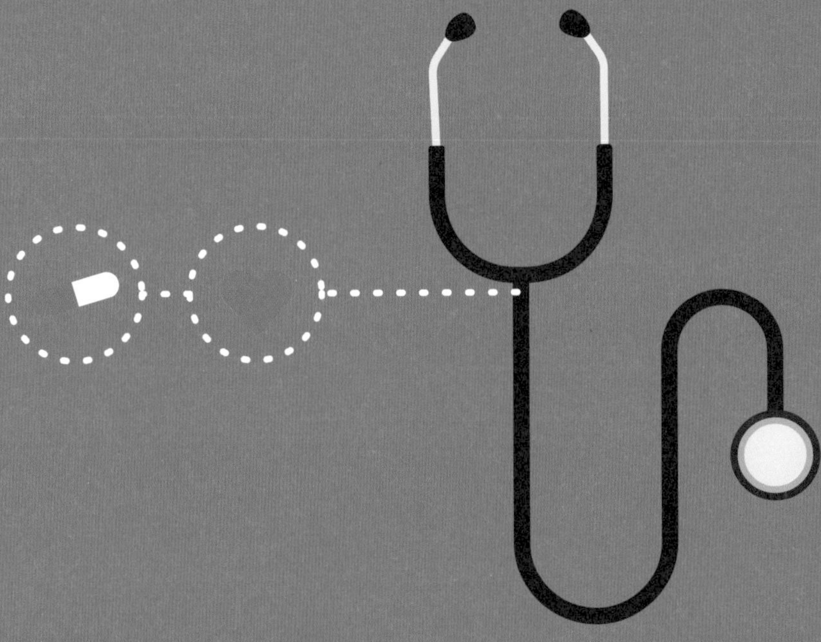

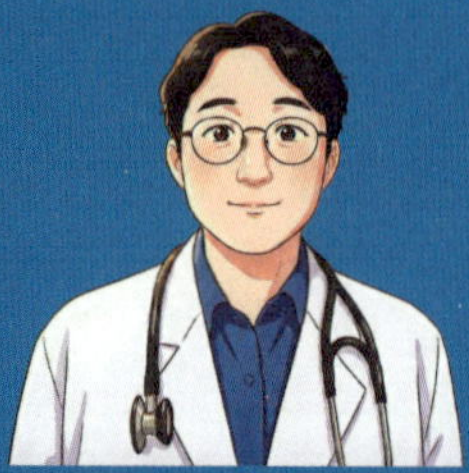

Health Planning

4장.
무너지지 않는 건강의 설계도.
만성질환의 뿌리를 치유하는
몸속 비밀 시스템

1. 회복 시스템의 정의 및 중요성, '치유'를 넘어 '재설계'로

항상성(Homeostasis)의 한계와 알로스테이시스 부하(Allostatic Load)

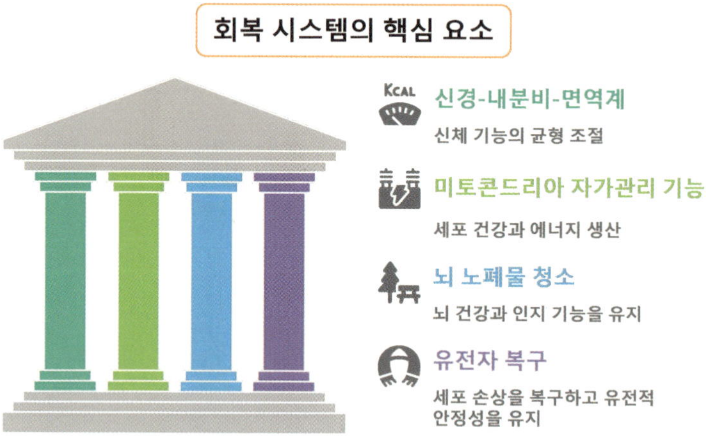
회복 시스템의 핵심 요소
KCAL
신경-내분비-면역계
신체 기능의 균형 조절
미토콘드리아 자가관리 기능
세포 건강과 에너지 생산
뇌 노폐물 청소
뇌 건강과 인지 기능을 유지
유전자 복구
세포 손상을 복구하고 유전적
안정성을 유지

***Allostatic Load**(알로스테이시스 부하)
반복적이고 만성적 스트레스 반응이 누적되어, 몸의 항상성 조절 시스템이 과부하 된 상태.

인간의 신체는 외부 환경의 변화나 내부적인 대사 활동의 다양한 변화 속에서도 생리적 균형을 유지하려는 정교한 능력을 갖추고 있습니다. 이를 항상성(**Homeostasis**)이라고 부릅니다. 이 항상성을 유지하는 것이 바로 인체의 기본적인 회복 시스템의 역할입니다. 신경계, 내분비계, 면역계는 매 순간 스트레스, 독소, 감염, 세포 손상에 대응하여 생존을 유지하는 최적의 상태를 찾기 위해 유기적으로 작동합니다.

그러나 현대 사회는 인류가 경험하지 못했던 수준의 만성적인 물리적, 정신적 스트레스를 가합니다. 수면 부족, 고도로 가공된 식단, 환경 독소 노출, 그리고 끊임없이 이어지는 정신적 스트레스는 인체의 조절 시스템에 지속적인 과부하를 초래합니다.

이러한 장기간의 스트레스 노출로 인해 누적되는 생물학적 손상과 인체의 생리적 조절 시스템의 기능이 점진적으로 상실되는 것을 기능의학에서는 알로스테이시스 부하(**Allostatic Load**)라고 정의합니다. 알로스테이시스 부하는 단순히 피곤한 상태를 넘어섭니다. 이는 심혈관, 대사, 면역, 신경-내분비 시스템 전반에 걸쳐 누적된 기능 이상의 지표이며, 노화 과정과 여러 가지 만성질환의 발병을 가속시키는 핵심 원인입니다.

최신 연구에 따르면, 알로스테이시스 부하가 높을수록 뇌의 전두엽 및 측두엽 영역의 회백질 용적이 감소하고 백질이 손상되는 등 실제 신경 해부학적 변화와 관련이 있음이 확인되었습니다. 이는 만성적인 생리적 스트레스가 단순한 심리적 문제가 아니라, 뇌의 구조적 손상을 유발하고 궁극적으로 인지기능 저하와 노화와 관련된 신경 퇴행성 질환을 유발할 수 있음을 명확히 보여줍니다.

따라서 질병 치료를 넘어 진정한 '회복'을 이루려면, 알로스테이시스 부하를 유발하는 근본적인 시스템 기능 이상을 이해하고 이 회복 시스템을 재활성화하는 것이 필수적입니다.

회복 시스템의 4대 축, 유기적인 생존 네트워크

인체의 복잡한 회복 기능은 상호 보완적인 네 가지 핵심 시스템으로 구성되며, 이들은 유기적인 생존 네트워크를 형성하여 세포, 뇌, 그리고 전신을 보호합니다.

시스템 구분	주요 역할	작동 메커니즘	관련 생체 지표
신경-내분비-면역계	스트레스 적응, 전신 균형 조절	HPA 축 자율신경계	심박 변이도(HRV) 코르티솔 패턴
미토콘드리아 자가 관리 기능 (MQC)	에너지 생산 공장의 청소, 유지	미토콘드리아 역동성, 미토파지, 항산화 시스템	ROS 수치 미토콘드리아 수와 기능
뇌 노폐물 청소	뇌 독성 단백질과 노폐물 제거	글림프 시스템 자가포식 작용	서파 수면 아밀로이드 베타/타우 단백질
유전자 복구 (DNA Repair)	유전 정보의 손상 방어 및 복구	BER, NER, MMR 경로	게놈 안정성 복구 효소 활성

* **MQC**: **Mitochondrial Quality Control**
* **HPA**: 시상하부-뇌하수체-부신
* **ROS**: **Reactive Oxygen Species** * **BER**: **Base Excision Repair**
* **NER**: **Nucleotide Excision Repair** * **MMR**: **Mismatch Repair**

2. 생명의 방어선

핵심 회복 시스템 4가지의 작용 원리 심층 분석

1) 몸의 컨트롤 타워, 신경-내분비-면역 시스템

(**Neuro-endocrine-immune system**)

우리 몸이 스트레스에 반응하고 전신 균형을 맞추는 중심에는 신경 내분비 면역 통합 시스템이 있습니다. 이는 빠르고 즉각적인 반응을 담당하는 자율신경계(**ANS**)와 느리지만 지속적인 조절을 수행하는 시상하부–뇌하수체–부신(**HPA**) 축으로 나뉩니다. 또한 시상하부–뇌하수체–부신(**HPA**) 축은 면역 시스템과도 밀접한 관계가 있습니다.

시상하부-뇌하수체-부신(HPA), 스트레스 피드백 루프의 정교함

시상하부–뇌하수체–부신 축은 스트레스 반응을 시작하고 종결하는 핵심적인 시스템입니다. 뇌 깊숙한 곳의 시상하부(**Hypothalamus**)가 신경 신호를 받으면, 뇌하수체(**Pituitary gland**)를 거쳐 부신(**Adrenal glands**)을 자극합니다. 부신 피질에서 분비되는 코르티솔은 단기적으로 혈당과 혈압을 높여 '투쟁–도피(**fight-or-flight**)' 상황에 대비하게 합니다.

이 시스템의 정교함은 자기 조절 능력에 있습니다. 코르티솔은 분비된 후 혈액을 타고 다시 뇌의 시상하부와 뇌하수체에 도달하여, 추가적인 호르몬 분비를 억제하는 '음성 피드백(**negative feedback**)' 루프를 형성합니다. 이 루프가 원활하게 작동해야 스트레스 반응이 종결되고 몸이 다시 휴식 상태로 돌아올 수 있습니다.

자율신경계(ANS)와 미주 신경의 중요성

자율신경계(**ANS**)는 심장 박동, 혈압, 소화 등 생명 유지에 필수적인 기능을 우리의 의식적인 노력 없이 자동으로 조절합니다. 이는 교감신경계(비상경보)와 부교감신경계(휴식과 회복)의 길항작용으로 이루어집니다.

특히 부교감신경계의 핵심은 미주 신경(**Vagus Nerve**, 10번 뇌신경)입니다. 미주 신경은 뇌간에서 시작하여 심장, 폐, 소화 기관 등 주요 장기에 광범위하게 연결되어 있으며, 신체를 안정시키고 소화를 촉진하며 에너지를 보존하는 '휴식과 소화(**Rest-and-Digest**)' 반응을 담당합니다.

미주 신경의 활성도, 즉 미주 신경 긴장도는 심장 박동의 미세한 변화를 분석하는 심박 변이도(**Heart Rate Variability**, **HRV**)를 통해 객관적으로 측정할 수 있습니다. 심박 변이도 수치가 높을수록 부교감 신경이 잘 작동하고 있으며, 이는 스트레스에 대한 신체의 적응력과 회복 탄력성이 좋다는 강력한 생체 지표입니다. 낮은 심박 변이도 수치는 만성 스트레스 및 자율신경계 기능 부전을 의미하며, 이는 심혈관 질환의 예후와 사망률에 중요한 영향을 미칩니다.

신경-내분비계와 면역 시스템의 통합 고리

단순히 스트레스 호르몬 조절 외에도, 시상하부-뇌하수체-부신 축은 면역 시스템과 긴밀하게 소통합니다. 스트레스 조절 기전과 면역 반응 사이의 상호작용은 단순한 우연이 아니라, 만성적인 염증 상태와 정신 건강 문제를 설명하는 중요한 고리입니다. 2023년 리뷰 연구는 시상하부-뇌하수체-부신 축과 면역 지표(**Immunomarkers**)의 기능 장애가 기분 장애 및 정신병적 장애와 깊이 연관되어 있음을 보고하였습니다.

2) 세포 속 에너지 발전소, 미토콘드리아

미토콘드리아는 세포의 에너지 생산 공장이지만, 이 과정에서 필연적으로 활성산소종(**Reactive Oxygen Species**, **ROS**)이라는 부산물이 발생합니다. 활성산소종은 **DNA**와 세포 소기관을 손상시키는 주요 물질이며, 미토콘드리아 자체의 활성산소종 생산 증가는 노화를 유발하고 수명을 단축시키는 결정적인 요인으로 작용합니다.

인체는 미토콘드리아의 기능을 건강한 상태로 유지하기 위해 미토콘드리아 자가 관리 시스템(**Mitochondrial Quality Control**, **MQC**)이라는 복합적인 네트워크를 가동합니다.

크게 세 가지 핵심 과정으로 구성됩니다.

❶ 미토콘드리아 생합성 (**Biogenesis**)

새로운 미토콘드리아를 생성합니다.

❷ 미토콘드리아 역동성 (**Dynamics**)

융합(**Fusion**)과 분열(**Fission**)을 통해 손상된 부분을 건강한 부분과 분리합니다.

❸ 미토파지 (**Mitophagy**)

손상된 미토콘드리아를 선택적으로 제거하고 재활용합니다.

미토파지 메커니즘: PINK1/Parkin 경로

우리 몸에는 손상된 세포나 불필요한 단백질, 그리고 손상된 소기관(미토콘드리아 등)을 파괴하고 재활용하는 자가포식(**Autophagy**) 시스템이 있습니다. 그중에서 미토파지는 손상된 미토콘드리아를 파괴하는 자가포식의 특수한 형태입니다.

이 과정의 핵심은 **PINK1**과 **Parkin**이라는 두 단백질입니다. 미토콘드리아가 손상되어 막 전위가 낮아지면, **PINK1** 단백질이 미토콘드리아 외막에 축적됩니다. 이 축적된 **PINK1**은 세포질에 있는 **Parkin** 단백질을 미토콘드리아로 불러들입니다. **Parkin**은 손상된 미토콘드리아 외막 단백질에 유비퀴틴을 부착하여 이 미토콘드리아를 자가포식 시스템의 표적이 되도록 합니다. 이후 자가포식 소포가 이를 감싸서 리소좀으로 운반되어 분해됩니다.

이 경로의 기능 장애는 미토콘드리아 기능 부전, 에너지 불균형, 산화 스트레스를 유발하며, 이는 파킨슨병과 같은 신경 퇴행성 질환의 주요 특징으로 간주됩니다.

3) 뇌의 야간 청소부(글림프 시스템)

글림프 시스템과 노폐물 배출(Glymphatic Clearance)

뇌는 신체에서 가장 많은 에너지를 소비하는 기관인 동시에, 노폐물 제거에 있어서는 오랫동안 '면역 특권 지역'으로 간주되어 왔습니다. 그러나 2012년 글림프 시스템(**Glymphatic System**)의 발견은 뇌의 청소 메커니즘에 대한 이해를 혁신적으로 바꾸었습니다.

글림프 시스템의 기전과 수면의 역할

글림프 시스템은 뇌척수액을 활용하여 뇌 조직의 노폐물을 제거하는 주요 경로입니다. 뇌척수액은 동맥 주변의 특수한 통로를 따라 뇌 조직으로 스며들어 노폐물이 쌓인 간질액과 교환됩니다. 이 과정에서 아밀로이드 베타 단백질이나 타우 단백질과 같은 독성 단백질을 씻어내고, 정맥 주변 통로를 통해 뇌 밖으로 배출됩니다.

이 시스템의 작동은 뇌세포가 수축하여 간질 공간이 확장되는 수면 중, 특히 서파 수면(**Slow-Wave Sleep, SWS**) 동안 가장 효율적으로 이루어지는 것으로 알려져 있습니다. 수면의 질이 뇌 독소 청소 능력의 직접적인 생체 지표가 되는 이유입니다. 임상 연구에서는 수면 부족이 아밀로이드-베타 단백질과 타우 단백질의 뇌척수액-혈액 제거 능력을 저하시키며, 글림프 기능 저하가 알츠하이머병 위험과 직접적으로 연관됨을 보여줍니다.

뇌 건강과 전신 해독의 연관성

뇌척수액의 노폐물 배출은 뇌를 둘러싼 경추 림프절로의 배액 능력에 의해 좌우됩니다. 최근 연구는 경추 림프절 배액이 뇌의 정상적인 항상성 유지에 필수적임을 시사합니다. 이 림프 배액이 만성적으로 손상되면, 뇌에서는 염증 반응과 신경 퇴행 관련 경로의 상향 조절(신경 세포 손상이나 사멸을 촉진 시키는 현상)이 일어나며, 심지어 혈액-뇌 장벽 누수와 연관된 경로까지 증가하는 것이 관찰되었습니다. 이는 뇌 해독이 단순히 뇌만의 문제가 아니라, 전신적인 림프 시스템 및 염증 상태와 유기적으로 연결되어 있음을 의미합니다.

4) 유전자의 수리공, **DNA** 복구 시스템(**DNA Repair**)

우리 몸의 세포는 매일 수만 건의 **DNA** 손상을 겪습니다. 이 손상은 세포 분열 과정에서의 오류뿐만 아니라, 산화 스트레스, 자외선, 화학 물질 등 외부 요인에 의해 발생하며, 이 손상이 복구되지 않으면 돌연변이가 축적되어 암, 노화 및 유전적 불안정성을 초래합니다. 인체는 이러한 손상을 인지하고 조절하기 위한 정교한 방어 메커니즘을 갖추고 있습니다.

염기 절제 복구(Base Excision Repair, BER)

염기 절제 복구는 가장 흔하게 발생하는 **DNA** 손상 유형, 즉 정상적인 세포 대사 과정(산화, 가수분해)으로 인해 발생하는 단일 염기 손상이나 변형된 염기를 복구합니다.

염기 절제 복구 경로는 노화와 연관된 유전적 불안정성을 방지하는 데 핵심적인 역할을 수행합니다.

핵산 절제 복구(Nucleotide Excision Repair, NER)

핵산 절제 복구는 염기 절제 복구와는 달리, DNA 이중 나선 구조를 크게 뒤틀리게 만드는 부피가 큰 손상(Bulky lesions)을 처리합니다. 대표적으로 자외선에 의한 손상(티민 이합체 등)을 복구하는 메커니즘입니다. 핵산 절제 복구 기능의 선천적 결함은, 색소성 건피증과 같은 심각한 질환을 유발합니다.

노화에 따른 DNA 복구 능력의 취약성

이러한 DNA 복구 시스템의 효율성은 나이가 들면서 점진적으로 감소합니다. 특히 염기 절제 복구 경로를 담당하는 주요 효소의 활성이 노년층에서 현저하게 감소하는 것이 확인되었습니다. 이는 노화된 세포가 산화적 손상이나 자발적인 손상에 대응하는 능력이 떨어져 게놈 불안정성이 증가하며, 결과적으로 암 발병 위험과 노화가 가속화되는 생물학적 기초가 됩니다. 따라서 DNA 복구 능력의 유지는 건강 수명 연장의 핵심입니다.

불일치 복구(Mismatch Repair, MMR)

불일치 복구 시스템은 DNA 복제 과정에서 발생하는 오류를 수정하는 데 중요한 역할을 합니다. DNA 중합효소는 매우 정확하지만, 수백만 번의 염기쌍 연결 중 가끔 잘못된 염기를 삽입하기도 합니다. MMR은 이러한 잘못된 염기쌍이나 작은 삽입 또는 결실(insertion or deletion)을 인지하고 복구합니다. 이 시스템은 새로 합성된 가닥과 주형 가닥을 구분하여 오류가 발생한 가닥만 정확하게 제거하고 다시 합성함으로써, 유전적 정보의 충실도를 유지하는 데 필수적입니다. 불일치 복구 기능에 결함이 생기면 복제 오류가 축적되어 특히 대장암을 포함한 여러 암 발생 위험을 증가시키는 유전적 불안정성을 초래할 수 있습니다.

3. 회복 시스템 기능 장애의 뿌리, 현대인의 '과부하' 증후군

인체의 네 가지 핵심 회복 시스템이 만성적인 스트레스와 독소에 의해 손상될 때, 균형이 무너지는 '기능 장애' 상태가 됩니다. 이러한 문제는 만성 질환을 유발하는 근본 원인이 됩니다.

시상하부-뇌하수체-부신(HPA) 축 기능 이상과 자율신경계 균형 상실

만성적인 스트레스(심리적, 염증성, 대사적)는 시상하부-뇌하수체-부신 축에 지속적인 부하를 주어 기능 이상을 초래합니다.

시상하부-뇌하수체-부신 기능 이상은 일반적으로 두 가지 단계로 진행됩니다. 초기에는 코르티솔의 만성적인 과잉 분비(과활성)가 나타나, 복부 지방 축적, 불면증, 불안감, 높은 혈압 등을 유발합니다. 하지만 장기간 스트레스가 지속되면 **HPA** 축이 지쳐 고갈 상태(**Burnout**)에 이르러 코르티솔 분비가 오히려 저하됩니다. 이 후기 단계에서는 극심한 피로, 우울감, 머리가 멍한 느낌(**Brain fog**), 면역 반응 저하, 상처 회복 지연 등의 상반된 증상이 나타납니다. 기능 의학에서는 시간대별 타액 코르티솔 검사 또는 오전 부신호르몬(**DHEA-s, cortisol**) 검사를 통해 이 미묘한 시상하부-뇌하수체-부신 축의 패턴 변화를 파악하고 맞춤형 치료를 시도합니다.

자율신경계의 균형 상실 역시 시상하부-뇌하수체-부신 기능 이상과 함께 발생합니다. 만성 스트레스는 교감신경계를 지속적으로 활성화시켜 심박수와 혈압을 높이고, 회복을 담당하는 부교감 신경(**Vagal Tone**)을 약화시킵니다. 객관적인 지표인 심박 변이도(**HRV**) 수치가 낮게 측정되는 것은 곧 스트레스에 대한 회복력이 떨어진다는 것을 의미하며, 이는 전신적인 염증 및 심혈관 질환 위험 증가와 밀접하게 연결됩니다.

세포 재활용 시스템의 정체, 미토파지 및 자가포식 결함

세포의 자가 청소 메커니즘인 자가포식(**Autophagy**)과 미토파지의 결함은 노화 및 만성질환의 주요 원인이 됩니다. 자가포식 결함은 세포 내에 손상되거나 잘못 형성된 단백질 응집체, 노화된 세포 소기관 등이 축적되는 결과를 낳습니다. 이는 인체의 대사 적합성(**Metabolic Fitness**)을 저하시키고, 제2형 당뇨병, 신경 퇴행성 질환과 같은 만성질환의 발생을 높입니다.

특히 미토파지 기능이 저하되면, 손상된 미토콘드리아가 세포 내에 축적되어 에너지 생산 효율이 떨어지고, 활성산소종(**ROS**) 생성을 끊임없이 지속시켜 산화 스트레스를 가속화 합니다. 이러한 세포 내 독성 환경은 신경 세포의 기능을 마비시키고 신경 퇴행을 유발하는 결정적인 분자적 원인으로 작용합니다.

뇌 청소 지연, 글림프 시스템 기능 저하와 인지기능 손상

글림프 시스템의 기능 저하는 뇌의 노폐물 제거 능력을 약화시켜 뇌 독성 단백질이 축적되게 합니다. 이는 인지기능 장애의 가장 초기에 나타나는 생리학적 특징 중 하나입니다.

뇌의 면역 세포이자 청소부인 미세아교세포(**Microglia**)는 독성 아밀로이드-베타 플라크를 삼켜서 제거하는 포식작용을 수행하지만, 외부 자극이 없거나 만성 염증 상태에서는 그 청소 능력이 제한될 수 있습니다. 미세한 염증 반응이 만성적으로 일어나고 있는 환경은 미세아교세포의 기능을 억제하여 독소 축적을 더욱 가속화합니다.

더욱 중요한 것은, 뇌 청소 시스템이 수면의 질적인 문제와 직접적으로 관련이 있다는 점입니다. 최근 연구에 따르면, 수면 관련 호흡 장애, 예를 들어 폐쇄성 수면 무호흡증 환자에서 글림프 기능 지표가 감소하는 것이 보고되었습니다. 이는 단순히 잠을 적게 자는 것을 넘어, 수면 중에 발생하는

산소 부족이나 호흡 패턴의 장애가 뇌의 독소 청소 능력을 기계적으로 저해하여 신경 퇴행성 위험을 높일 수 있음을 시사합니다. 따라서 수면의 질을 최적화하는 것은 뇌 해독의 가장 근본적인 치료 전략입니다.

4. 기능의학으로 완성하는 내 몸의 회복 시스템

우리 몸의 회복 시스템은 독립적으로 작동하는 것이 아니라, 신경-내분비-면역 시스템, 세포 자가 관리 시스템(미토파지), 뇌 해독(글림프 시스템), 유전자 복구(**DNA Repair**)라는 네 가지 축이 상호 작용하는 유기적인 네트워크입니다. 만성질환은 이 네 가지 시스템 중 하나 이상이 현대 사회의 과부하로 인해 기능 부전 상태에 빠졌을 때 발생합니다.

기능의학은 이러한 근본적인 시스템 기능 이상을 교정하는 데 중점을 둡니다. 심박 변이도(**HRV**) 분석을 통한 자율신경 균형 평가, 시간대별 호르몬 패턴 분석을 통한 시상하부-뇌하수체-부신 축 기능 장애 진단, 그리고 미토파지를 촉진하는 맞춤형 영양 관리 및 글림프 시스템 회복을 위한 수면 환경 개선은, 단순히 증상을 완화하는 것이 아닌 인체의 근본적인 복구 메커니즘을 재활성화하여 만성질환의 뿌리를 치유하고 건강 수명을 연장하는 핵심 전략입니다.

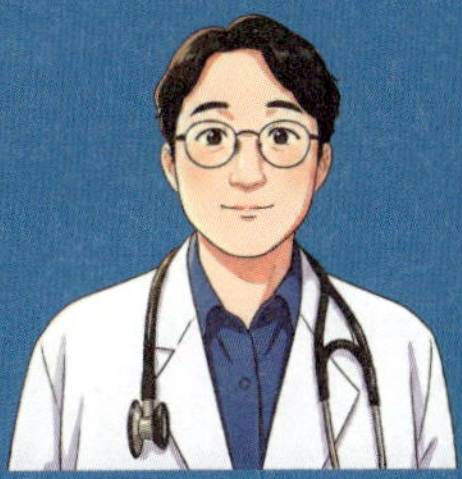

Health Planning

5장. 건강의 뿌리 : 수면

수면은 단순히 몸을 눕혀 쉬는 시간이 아닙니다. 낮 동안 혹사당한 몸과 마음을 치유하고 재정비하는 가장 근본적인 과정입니다. "잠이 보약이다"라는 옛말처럼, 잠은 우리 몸에 필수적인 활동이며, 수면의 질이 무너지면 우리 몸의 모든 시스템이 연쇄적으로 무너질 수 있습니다. 2019년 '**Nature Reviews Neuroscience**'에 실린 연구에 따르면, 수면은 뇌의 글림프 시스템(**Glymphatic system**)을 활성화해 낮 동안 쌓인 독성 단백질을 청소하고, 기억을 저장하며, 새로운 신경 연결망을 구축하는 등 중요한 역할을 합니다. 수면은 우리의 뇌가 다음 날의 최상의 컨디션을 유지하기 위해 꼭 필요한 '리셋' 버튼과 같은 역할을 합니다.

1. 수면이 무너지면 모든 것이 무너진다

수면 부족은 우리 몸에 다방면으로 부정적인 영향을 미치는데 뇌 기능 저하가 가장 먼저 나타나는 증상 중 하나입니다.

잠이 부족하면 뇌의 전두엽 기능이 떨어져 논리적 사고, 문제 해결 능력, 집중력이 현저히 감소합니다. 또한, 편도체와 같은 감정 조절 중추의 기능이 약화 되어 감정 기복이 심해지고, 스트레스에 취약해지며, 우울증이나 불안 증상이 심해질 수 있습니다. 2021년 '**JAMA Psychiatry**'에 실린 연구는 만성적인 수면 부족이 뇌의 전전두엽(**prefrontal cortex**)의 활성도를 감소시켜 우울증 발병 위험을 2배 이상 높인다고 보고했습니다.

수면 부족은 호르몬 불균형을 초래해 대사 질환을 유발하기도 합니다. 우리 몸의 식욕 조절 호르몬인 렙틴(**Leptin**)과 그렐린(**Ghrelin**)의 분비는 수면시간에 따라 민감하게 조절됩니다. 렙틴은 포만감을 느끼게 하는 호르몬이고, 그렐린은 배고픔을 느끼게 하는 호르몬입니다. 2018년 '**Sleep Medicine Reviews**'의 메타분석에 따르면, 수면이 부족하면 렙틴 분비가 감소하고 그렐린 분비가 증가하여 식욕이 왕성해지고 고탄수화물, 고지방 음식에 대한 갈망이 커집니다. 이러한 경향은 결국 비만으로 이어질 수 있습니다.

또한, 수면 부족은 면역 체계를 약화시킵니다. 수면 중에는 면역 기능을 담당하는 **T**세포, **B**세포, 자연살해세포(**NK cell**)의 활동이 활발해집니다. 잠이 부족하면 이들 면역 세포의 활성이 저하되고, 감염과 싸우는 데 필수적인 사이토카인과 항체 생성도 줄어듭니다. 이는 감기나 독감 같은 바이러스성 질환에 쉽게 노출되게 만들고, 장기적으로는 만성 염증 상태를 유발할 수 있습니다. 2020년 '**Journal of Experimental Medicine**'의 연구 결과는 수면이 부족할 때 면역 세포가 정상적으로 기능하지 못해 암세포나 바이러스에 대한 방어력이 떨어진다는 것을 보여주었습니다.

2. 수면의 질을 높이는 과학적 방법

좋은 수면 습관은 단순히 "일찍 자는 것" 이상입니다. 우리 몸의 생체리듬을 이해하고, 과학적인 원리에 따라 수면 환경과 습관을 관리하는 것이 중요합니다.

일정한 기상 시간

수면 관리에서 가장 중요한 것 하나를 꼽으라면 일정한 시간에 일어나는 것입니다. 취침 시간은 다소 차이가 나더라도 일정한 시간에 기상을 하면 신체의 수면 및 호르몬 등 생체리듬이 정상화될 기회를 가지게 됩니다. 이러한 생체리듬이 정상화되지 않으면 불면증의 악순환은 지속될 수밖에 없습니다. 보통 수면시간은 7~8시간 정도를 권장합니다. 중요한 것은 원하는 시간에 자지 못한다고 해도 반드시 기상 시간을 일정하게 해야 합니다. 평소 수면 장애가 없는 사람들은 상관없지만, 불면증을 겪고 있는 사람들은 주말에도 기상 시간을 주중과 동일하게 유지해야 합니다.

그런데 밤에 잠을 못 잤다고 해서 낮에 잠을 보충하면 안 됩니다. 가능하다면 취침 예정 시간까지 버텨봅니다. 그러면 그날 밤은 꿀잠을 자게 됩니다. 그러나 너무 졸려서 힘들면 반드시, 오후 1~2시 이전, 최대 20분 이내로만 낮잠을 자면 피로가 회복되고, 그날 밤의 수면에도 장애가 되지 않습니다. 그러나 그 이상은 불면증을 악화시킵니다.

불면증에 대한 불안감 버리기

많은 불면증 환자는 잠에 대한 부정적인 예상과 조건화된 각성을 경험합니다. 낮에는 밤에 잠을 못 잘까 봐 걱정하고, 잠자리에 들 시간이 다가올수록 불안해집니다. 또한, 자려고 애쓰면서 시계를 반복적으로 확인하는 행동은 오히려 불안과 좌절감을 더욱 키우게 됩니다.

따라서 수면을 위해 침대에 누웠는데 20분 이내에 잠이 오지 않는다면, 침실을 나와 거실로 가서 잠이 올 때까지 소파에 앉아 있는 것이 좋습니다. 이때 거실의 불빛은 블루 라이트가 없는 노란색 조명을 켜고, **TV**나 스마트폰, 태블릿 **PC** 등 블루 라이트가 나오는 전자기기는 사용하면 안 됩니다. 대신, 지루한 책을 읽거나 잔잔한 음악을 들으며 긴장을 푸는 것이 좋습니다. 그러다가 잠이 오면 다시 침실에 들어가서 잠을 시도하면 됩니다.

일정한 수면시간 유지

우리 몸의 일주기 리듬(**circadian rhythm**)은 약 24시간을 주기로 작동하는 내부 시계입니다. 이 시계는 뇌의 시상하부에 있는 시교차상핵(**supra-chiasmatic nucleus**)에 의해 조절되며, 빛의 양에 민감하게 반응합니다. 매일 비슷한 시간에 잠자리에 들고 일어나는 습관은 이 생체 시계를 안정시켜, 저녁이 되면 자연스럽게 졸음을 느끼게 하는 수면 호르몬인 멜라토닌의 분비를 촉진합니다. 반대로 불규칙한 수면 패턴은 생체 시계를 교란시켜서 만성적인 수면 장애를 유발하고, 심지어 대사증후군, 당뇨병, 심혈관 질환의 위험을 높인다는 연구 결과도 있습니다.

수면 환경 최적화

침실은 수면에 최적화된 공간이어야 합니다. 어둡고, 조용하며, 서늘한 환경이 가장 좋습니다. 멜라토닌은 빛에 매우 민감하기 때문에, 잠들기 전 스마트폰, **TV**, 컴퓨터 화면에서 나오는 푸른빛(**blue light**)에 노출되는 것을 피해야 합니다. 푸른빛은 멜라토닌 분비를 억제하여 잠들기 어렵게 만듭니다. '**Sleep**' 저널의 연구에 따르면, 잠들기 전 2시간 동안 푸른빛에 노출되면 수면의 시작이 지연될 수 있음이 확인되었습니다. 또한, 침실 온도는 18~22℃가 적당하며, 너무 덥거나 추운 환경은 수면을 방해할 수 있습니다.

잠들기 전 루틴 설정

우리 몸이 잠을 잘 준비를 할 수 있도록 돕는 이완 루틴을 만드는 것이 좋습니다. 따뜻한 물로 샤워하기, 가벼운 스트레칭, 마음을 편안하게 하는 명상, 또는 편안한 음악 듣기 등이 도움이 됩니다. 이 루틴은 우리 뇌에 "이제 곧 잠을 잘 시간"이라는 신호를 보내 수면 모드로 전환되도록 돕습니다. 카페인과 알코올은 수면의 질을 떨어뜨리는 주요 원인이므로, 잠자리에 들기 최소 4~6시간 전부터는 섭취를 피해야 합니다. 특히 알코올은 **REM** 수면을 방해하여 잠을 자도 개운하지 않고 피로를 느끼게 합니다.

맨발 걷기: 수면 장애 개선 효과

한창 맨발 걷기의 붐이 일어났을 때, 저희 병원에 다니던 환자분들도 맨발 걷기를 많이 하셨는데 환자들이 실제로 느끼는 가장 큰 효과는 불면증이 사라졌다는 것입니다.

수면 장애 개선 효과는 **Journal of Alternative and Complemen- tary Medicine**에 게재된 **Ghaly**와 **Teplitz**의 선행 연구(2004)에서 3가지 기전을 규명했습니다.

❶ 코르티솔 일주기 리듬(**Circadian Rhythm**)의 정상화

수면 장애 환자는 흔히 밤에도 스트레스 호르몬인 '코르티솔' 수치가 떨어

지지 않는 역전된 패턴을 보입니다. 연구팀이 피험자들을 8주간 수면 중 접지시킨 결과, 실험군의 코르티솔 분비 그래프가 정상적인 일주기 리듬과 동기화되었습니다. 즉, 수면을 방해하는 야간 코르티솔 농도는 급감하고, 아침 기상 시 활력을 주는 코르티솔 농도는 정상적으로 상승하여 깊은 수면을 유도했습니다.

❷ 멜라토닌 생성과 생체리듬 동기화

여러 가지 환경 의학 논문들은 인체가 지구의 자연적인 전기장과 연결될 때, 뇌의 시상하부 등 생체 시계를 관장하는 기관들이 지구의 '낮과 밤' 주기에 맞춰 호르몬 분비를 재조정한다고 설명합니다. 이는 멜라토닌 분비를 최적화하여 입면 시간(잠드는 데 걸리는 시간)을 단축시키고 야간 각성을 줄이는 데 도움이 됩니다.

❸ 통증 매개 물질 감소를 통한 수면 방해 요인 제거

만성 통증은 수면의 질을 떨어뜨리는 주원인입니다. 만성 통증을 유발하는 염증은 전자가 부족한 '자유 라디칼(활성산소)'이 정상 세포를 공격할 때 발생하는데, 맨발 걷기를 통해 유입된 자유 전자가 이러한 라디칼에 전자를 공여하여 전기적으로 중화시켜 만성 염증 반응을 억제합니다. 맨발걷기(접지)는 이러한 기전을 통해 야간 통증을 완화함으로써, 통증으로 인해 수면 중에 깨는 빈도를 줄이고 렘(REM)수면과 비렘 수면의 주기를 안정화하여 수면에 도움을 줍니다.

수면 효율 극대화를 위한 맨발 걷기 실천법은 다음과 같습니다.

√ 최소 지속 시간: 최소 30~40분

접지 후 약 20~30분이 지나야 자율신경계가 부교감 신경 우위로 전환되어 신체 이완 효과가 극대화됩니다.

√ 실천 시간대: 오후 4~6시 또는 저녁 식사 후

역전된 코르티솔 분비 패턴을 정상적인 일주기 리듬(Circadian Rhythm)으로 재동기화하여 깊은 잠을 유도하려면 저녁 시간대에 맨발 걷기를 하는 것이 가장 이상적입니다.

√ 장소 선택: 바닷가(젖은 모래) > 축축한 흙 > 일반 흙바닥

인체와 땅의 저항값을 낮추어 전자 유입을 돕기 위해서는, 건조한 땅보다는 전도성이 높은 바닷가의 젖은 모래나 젖은(습기가 있는) 땅을 밟는 것이 훨씬 효과적입니다.

낮잠 스낵: 10분 수면이 뇌를 재부팅하는 과학

오후에 쏟아지는 졸음은 깨어있는 동안 뇌 속에 쌓이는 아데노신이라는 피로 물질 때문입니다. 이 아데노신이 수용체에 결합하면 신경 활동이 억제되며 피로감이 극대화되는데, 이때 필요한 것이 바로 '낮잠 스낵', 10분 내외의 짧은 휴식입니다.

길게 자는 낮잠은 오히려 뇌를 몽롱하게 만드는 '수면 관성'을 유발하지만, 10분 낮잠은 깊은 잠에 빠지기 직전인 얕은 수면 단계(**NREM 1**)에서 끝납니다. 이 짧은 순간의 휴식 동안 뇌는 아데노신의 축적을 빠르게 해소하고 신경 세포를 재정비합니다. 즉, 뇌가 재부팅되어 피로 물질의 공격을 일시적으로 막아내는 것입니다.

과학적으로 입증된 낮잠 스낵의 효능은 매우 강력합니다. 뇌 기능을 최적화하여 기억력과 집중력을 향상시키는데, 이는 **NASA**의 연구에서도 입증된 바 있습니다. 또한, 이 짧은 수면 습관은 혈관계의 긴장을 이완시켜 심장 부담을 줄여주는 건강상의 효과도 있습니다. 가장 효과적인 시간은 아데노신 축적이 최고조에 달하는 오후 2시경입니다. 낮잠 시간을 20분을 넘기면 깊은 잠에 빠져 오히려 역효과가 나므로, 시간을 엄격하게 지키는 것이 핵심입니다. 이제는 커피 대신 10분의 과학적인 낮잠 스낵으로 아데노신의 공격을 방어하고, 피로를 회복해서 하루의 생산성을 최대로 끌어올려 보길 권유합니다.

3. 수면 부족이 유발하는 질병들

만성적인 수면 부족은 단순한 피로를 넘어 다양한 심각한 질병의 원인이 될 수 있습니다.

심혈관 질환

충분한 수면은 심혈관 건강에 필수적입니다. 수면이 부족하면 혈압이 상승하고, 심박수가 불규칙해지며, 혈관 내 염증 반응이 증가합니다. 2017년 'European Heart Journal'에 발표된 대규모 코호트 연구는 하루 6시간 미만으로 자는 사람의 심근경색, 뇌졸중 발생 위험이 7~8시간 자는 사람에 비해 약 2배 높다고 보고했습니다. 이는 수면 부족이 교감신경을 과도하게 활성화해 혈압을 높이고 심장에 부담을 주기 때문입니다.

당뇨병

수면은 인슐린 감수성을 조절하는 데 중요한 역할을 합니다. 수면 부족은 인슐린 저항성을 증가시켜 혈당 조절 능력을 떨어뜨립니다. 잠이 부족하면 우리 몸의 세포가 인슐린에 둔감하게 반응하여 혈액 속의 포도당을 에너지원으로 효율적으로 사용하지 못하고, 이는 결국 제2형 당뇨병 발병 위험을 높입니다. 2018년 한 연구에서는 수면 부족이 인슐린 감수성을 20% 이상 떨어뜨릴 수 있음을 보여주었습니다.

신경 퇴행성 질환

수면은 뇌의 노폐물을 제거하는 중요한 '청소' 시간입니다. 앞서 언급된 글림프 시스템(**Glymphatic system**)은 수면 중에 가장 활발하게 작동하며, 뇌의 대사 과정에서 생성된 독성 물질을 밖으로 배출합니다. 이 독성 물질 중에는 알츠하이머병의 주요 원인으로 알려진 베타 아밀로이드, 타우 단백질과 같은 물질이 포함되어 있습니다. 만성적으로 잠이 부족하면 이러한 독성 물질이 뇌에 축적되어 신경 세포를 손상시키고, 결국 치매와 같은 신경 퇴행성 질환의 위험을 증가시킵니다. 2013년 '**Science**' 지에 실린 연구에서는 수면 중 뇌의 청소율이 깨어있을 때보다 10배 이상 높다는 것을 밝혀내 수면의 중요성을 재확인시켜주었습니다.

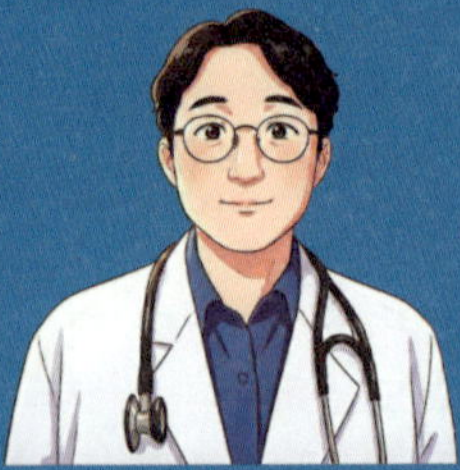

Health Planning
6장. 내 몸을 만드는 연료 : 식이

음식은 단순히 배고픔을 해결하는 수단을 넘어, 우리 몸을 구성하고 생명을 유지하는 근본적인 '연료'입니다. 우리가 무엇을, 그리고 어떻게 먹느냐에 따라 세포의 기능, 장기(**organ**)의 활성도, 그리고 정신 건강까지도 크게 좌우됩니다. 현대 영양학은 단순히 칼로리를 계산하는 것을 넘어, 음식의 종류와 섭취 방식이 우리 몸 전체에 미치는 영향을 연구하고 있습니다.

1. 무엇을 먹을 것인가, 어떻게 먹을 것인가?

무엇을 먹을까?

현대인에게 가장 필요한 것은 '무엇을 먹어야 하는지'에 대한 명확한 지침입니다.

가장 중요한 원칙은 가공식품을 줄이고 자연 그대로의 음식을 섭취하는 것입니다. 가공식품에는 설탕, 트랜스 지방, 인공 첨가물 등이 다량 함유되어 있어 만성 염증과 각종 질병의 원인이 됩니다. 대신 신선한 채소, 과일, 통곡물, 살코기, 해산물, 견과류와 같은 자연식품을 골고루 섭취해야 합니다. 예를 들어, 2021년 'Circulation'에 발표된 연구는 건강한 식단(plant-based diet)이 심혈관 질환과 뇌졸중 발생 및 사망률을 의미 있게 감소시킨다고 보고했습니다.

'어떻게 먹을 것인가?' 역시 중요합니다.

무턱대고 많이 먹기보다, 천천히 꼭꼭 씹어 먹는 습관이 필요합니다. 음식을 충분히 씹는 과정은 소화를 돕고, 뇌가 포만감을 인식하는 데 필요한 시간을 벌어줍니다. 이는 과식을 예방하고 위장 건강에도 도움을 줍니다.

또한, 정해진 시간에 규칙적으로 식사하는 습관은 우리 몸의 혈당과 인슐린 수치를 안정적으로 유지하는 데 필수적입니다. 불규칙한 식사는 혈당 스파이크(blood sugar spike)를 일으켜 인슐린 저항성을 유발하고, 이는 장기적으로 제2형 당뇨병의 원인이 될 수 있습니다.

2. 장내 미생물과 전신 건강의 연결고리

우리 몸속에는 약 100조 개의 미생물이 살고 있으며, 이들을 통틀어 마이크로바이옴(**microbiome**)이라고 부릅니다. 특히 장에 서식하는 장내 미생물은 단순히 소화를 돕는 것을 넘어 우리 몸의 거의 모든 기능에 영향을 미칩니다. 장내 미생물은 면역 세포의 70% 이상이 존재하는 장 점막의 건강을 유지하고, 필수 비타민(비타민 **K**, **B**군)을 합성하며, 신경 전달 물질(세로토닌 등) 생성에도 관여합니다.

장내 미생물의 균형이 깨지면 소화기 질환은 물론, 비만, 당뇨병, 자가면역질환, 심지어 우울증과 같은 정신 질환까지 유발될 수 있습니다. 2019년에 발표된 논문은 장내 미생물 불균형이 특정 신경 염증 반응을 일으켜 우울증과 관련이 있다는 것을 밝혔습니다. 건강한 장내 미생물 환경을 조성하기 위해서는 섬유질이 풍부한 채소와 통곡물, 그리고 프로바이오틱스(**probiotics**)가 풍부한 발효식품(김치, 된장, 간장, 콤부차, 템베 등)을 꾸준히 섭취하는 것이 좋습니다.

3. 염증을 줄이고 면역력을 높이는 식단

염증을 줄이고 면역력을 높이는 식단

만성 염증은 심혈관 질환, 당뇨병, 암, 치매 등 대부분의 만성질환의 공통적인 원인으로 지목됩니다. 우리 몸은 외부의 위협으로부터 자신을 보호하기 위해 염증 반응을 일으키는데, 이 염증이 만성화되면 정상적인 세포와 조직까지 공격하게 됩니다. 가장 효과적인 항염증 전략 중 하나는 바로 식단 관리입니다. 우리가 매일 먹는 음식이 곧 우리 몸의 염증 수치를 결정하는 셈입니다.

염증을 유발하는 음식 피하기

염증을 줄이는 첫걸음은 염증을 유발하는 음식을 식단에서 멀리하는 것입니다. 특히 설탕과 정제 탄수화물은 인슐린 수치를 급격히 상승시켜 체내 염증 반응을 촉진합니다. 2022년 **'Journal of the American College of Cardiology'**에 발표된 연구에 따르면, 정제된 탄수화물과 설탕이 많이 함유된 식단은 심혈관 질환 위험을 높이는 만성 염증을 유발하는 것으로 나타났습니다. 또한, 패스트푸드, 가공육, 튀긴 음식에 흔히 들어있는 트랜스지방 또한 강력한 염증 유발 요인입니다. 이러한 음식들은 장내 미생물의 불균형을 초래하여 장 점막을 손상시키고 전신 염증을 심화시키는 악순환을 일으킵니다.

염증을 줄이는 항염증 식단

오메가-3 지방산이 풍부한 등 푸른 생선(고등어, 연어), 항산화 물질이 풍부한 베리류와 녹색 채소, 커큐민(**curcumin**)이 함유된 강황, 올리브유, 생들기름(냉압착) 등은 강력한 항염증 효과를 가지고 있습니다. 이러한 음식들은 면역력 증진에도 큰 도움을 줍니다.

염증을 줄이고 면역력을 높이기 위해서는 다음과 같은 항염증 식단 원칙을 따르는 것이 좋습니다. 이 식단은 단순히 질병을 예방하는 것을 넘어, 활력이 넘치는 삶의 기반을 형성하는 데 도움이 됩니다.

1) 지중해식 식단(**Mediterranean Diet**)

전 세계적으로 가장 건강하다고 입증된 식단으로서 지중해식 식단의 핵심은 다음과 같습니다.

√ 풍부한 채소와 과일, 통곡물

다양한 색깔의 채소와 과일에는 항산화 물질이 풍부하여 활성산소를 제거하고 염증을 억제합니다. 통곡물은 혈당을 서서히 올려 염증을 예방합니다.

√ 건강한 지방

올리브유, 견과류, 아보카도 등에 들어있는 단일 불포화지방산은 강력한 항염증 작용을 합니다.

√ 단백질

붉은 육류 대신 생선과 닭고기 등 흰살 고기, 콩류를 주로 섭취합니다. 특히 등푸른생선(고등어, 연어 등)에 풍부한 오메가-3 지방산은 염증을 억제하는 효과가 탁월합니다. 2020년 **'Nutrients'** 저널에 실린 논문은 오메가-3 지방산이 염증성 사이토카인의 분비를 억제하여 전신 염증 수치를 낮춘다고 보고했습니다.

2) **DASH** 식단(**Dietary Approaches to Stop Hypertension**)

고혈압 환자에게 권장되는 식단이지만, 항염증 효과도 뛰어납니다. 과일, 채소, 저지방 유제품, 통곡물, 견과류를 중심으로 구성되며, 나트륨 섭취를 엄격하게 제한합니다. 2019년 **'JAMA'**에 발표된 연구에 따르면 **DASH** 식단은 고혈압뿐만 아니라 만성 염증 지표(**C**-반응성 단백질 등)를 유의미하게 감소시키는 것으로 나타났습니다. 만성 염증은 심혈관 질환, 암, 치매 등 대부분의 만성질환의 공통적인 원인으로 지목됩니다. 식단은 염증을 조절하는 데 가장 강력한 도구입니다.

3) **MIND** 식단(**Mediterranean-DASH Intervention for Neurodegenerative Delay**)

MIND 식단은 인지기능 향상과 뇌 건강에 초점을 맞춘 식사법입니다. 알츠하이머병과 같은 신경 퇴행성 질환의 위험을 줄이는 것을 목표로 하며, 지중해식 식단과 **DASH** 식단의 장점을 결합하여 만들어졌습니다.

이 식단은 특히 뇌 건강에 좋은 특정 식품들을 강조하고, 뇌에 해로운 식품들을 제한합니다.

√ 권장 식품

녹색 잎채소, 견과류, 베리류, 통곡물, 생선, 올리브유, 콩류, 가금류 등이 핵심입니다. 특히 일주일에 6회 이상 녹색 잎채소를 섭취하고, 주 2회 이상 생선을 먹는 것을 권장합니다.

√ 제한 식품

붉은 육류, 버터, 마가린, 치즈, 패스트푸드, 튀김류, 과자, 단 음료 등으로 가급적 피하거나 섭취량을 줄입니다.

이 식단은 뇌세포를 보호하고 염증을 줄이는 데 도움이 되는 항산화제와 오메가-3 지방산을 충분히 섭취하도록 유도합니다. 규칙적으로 **MIND** 식단을 실천하면 뇌의 인지기능 저하 속도를 늦추고, 기억력 향상에 긍정적인 영향을 줄 수 있습니다.

4. 식이 보충제, 현명하게 활용하는 법

건강한 식단이 기본이 되어야 하지만, 현대인의 바쁜 생활 속에서 모든 영양소를 음식만으로 완벽하게 채우기란 쉽지 않습니다. 이때 식이 보충제(**Dietary supplements**)는 부족한 영양소를 보충하는 유용한 수단이 될 수 있습니다. 하지만 무분별한 섭취는 오히려 독이 될 수 있으므로, 전문가와 상의하여 자신에게 필요한 보충제를 선택하고 현명하게 활용해야 합니다.

가장 흔하게 부족한 영양소

현대인이 가장 많이 부족한 영양소는 비타민 **D**, 오메가-3 지방산, 마그네슘, 비타민 **B12** 등입니다. 비타민 **D**는 뼈 건강뿐만 아니라 면역 기능과 호르몬 균형에 필수적이며, 오메가-3는 강력한 항염증 작용을 합니다. 마그네슘은 300가지 이상의 효소 반응에 관여하며, 비타민 **B12**는 신경 건강에 매우 중요합니다.

현명한 선택

보충제를 선택할 때는 제조사의 신뢰성, 원료의 출처, 흡수율 등을 꼼꼼히

따져봐야 합니다. 2021년 '**JAMA Internal Medicine**'에 실린 연구는 일부 보충제 제품의 라벨 표기 성분과 실제 성분이 다르다는 문제를 지적했습니다. 최근 환자 한 분이 해독에 도움이 되는 영양제를 서로 다른 사이트에서 해외직구를 통해 동일한 제품을 구매했는데 한가지는 진품이었고, 다른 하나는 짝퉁인 것으로 확인된 황당한 경험을 했다고 알려 주셨습니다. 또한, 보충제는 약이 아닙니다. 그러므로 반드시 자신의 기저질환을 고려하여 담당 주치의와 상의 후에 보충제를 복용할 것을 권고합니다.

결론적으로, 과일나무가 풍성한 열매를 맺기 위해서는 충분하고 건강한 영양분이 공급되어야 합니다. 마찬가지로, 건강한 식이는 우리 몸의 건강을 유지하기 위한 가장 기본적인 토대입니다. 자연 그대로의 음식을 섭취하고, 장내 미생물 균형을 고려하며, 염증을 줄이는 식단을 유지하는 것이 무엇보다 중요합니다. 식이 보충제는 이러한 노력의 보조적인 역할로 활용되어야 합니다.

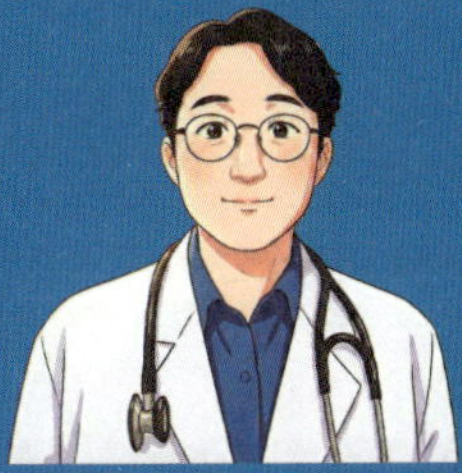

Health Planning

7장. 움직임의 힘 : 운동

운동은 단순히 체력을 기르거나 몸매를 가꾸는 것을 넘어, 우리 몸의 모든 기능을 최적화하는 핵심 요소입니다. '움직임'은 곧 생명 그 자체이며, 규칙적인 운동은 신체 건강뿐만 아니라 뇌 기능, 호르몬 균형, 정신 건강까지 긍정적인 영향을 미칩니다. 운동은 더 이상 선택이 아닌, 건강한 삶을 위한 필수적인 투자입니다.

1. 운동이 단순히 체력을 키우는 것이 아닌 이유

운동의 효과는 눈에 보이는 근육 증가나 체중 조절에만 국한되지 않습니다. 운동은 우리 몸의 보이지 않는 시스템을 근본적으로 변화시킵니다.

만성 염증 감소

운동은 염증을 줄이는 가장 효과적인 방법 중 하나입니다. 근육은 운동을 통해 미오카인(**myokine**)이라는 호르몬을 분비하는데, 이 미오카인은 체내 염증을 억제하고 인슐린 감수성을 향상시킵니다. 여러 연구에서 운동이 미오카인 분비를 촉진하여 만성 염증을 억제하고, 이는 제2형 당뇨병, 비만, 심혈관 질환 예방에 기여한다고 밝혔습니다. 또한 꾸준한 운동은 혈중 염증 지표인 **C**-반응성 단백질(**CRP**) 수치를 낮추는 효과도 있습니다.

장내 미생물 환경 개선

운동은 장내 미생물 생태계에 긍정적인 영향을 미칩니다. 규칙적인 운동은 유익균의 다양성과 수를 늘리고, 특히 부티르산(**butyrate**)과 프로피오네이트 같은 단쇄지방산(**short-chain fatty acid**, **SCFA**) 생산을 증가시킵니다. 부티르산은 장 점막 세포의 주요 에너지원으로, 장 건강을 강화하고 염증을 줄여줍니다. 2021년 '**Frontiers in Nutrition**'에 실린 논문은 운동이 장내 미생물 구성을 변화시켜 염증성 장 질환의 위험을 낮춘다고 보고했습니다.

2. 뇌 건강, 호르몬 균형을 위한 운동법

운동은 몸뿐만 아니라 뇌에도 놀라운 효과를 가져옵니다. 운동을 통해 분비되는 다양한 호르몬과 신경전달물질은 뇌 기능을 활성화하고 정신 건강을 증진시킵니다.

1) 뇌 건강을 위한 운동

신경 가소성 향상

운동이 해마에서 뇌유래신경영양인자(**Brain-Derived Neurotrophic Factor, BDNF**) 발현을 유도하는 모델이 제안되었습니다. 운동은 간에서 **D-**베타 하이드록시뷰티렌이트(**D-Beta-hydroxybutyrate, DBHB**) 합성을 유도합니다. **DBHB**는 순환계를 통해 뇌를 포함한 말초 기관으로 운반됩니다. 해마에서 **DBHB**는 **BDNF** 발현을 유도합니다. 운동은 뇌의 신경 가소성(**neuroplasticity**)을 높여 새로운 신경 연결을 만들고, 뇌 기능을 유연하게 만듭니다. 뇌에서 유래한 신경영양인자(**BDNF**)는 뇌세포의 성장과 생존을 돕고, 기억력, 학습 능력을 향상시킵니다.

2018년 '**Frontiers in Neuroscience**'에 게재된 연구는 유산소 운동이 뇌의 해마에서 뇌유래신경영양인자의 생성을 증가시켜 인지기능 향상에 기여한다고 밝혔습니다.

*DBHB: D-베타-하이드록시뷰티레이트(D-Beta-hydroxybutyrate)
*BDNF: 뇌유래신경영양인자(Brain-Derived Neurotrophic Factor)

치매 예방

운동은 뇌의 혈액 순환을 촉진하고, 염증을 줄여 치매 위험을 낮춥니다. 'Alzheimer's & Dementia' 저널의 2020년 메타분석에 따르면, 규칙적인 신체 활동은 알츠하이머병 발병 위험을 30%까지 낮추는 효과가 있는 것으로 나타났습니다. 걷기, 조깅, 수영 등 유산소 운동과 더불어 근력 운동을 병행하는 것이 효과적입니다.

2) 호르몬 균형을 위한 운동

인슐린 감수성 개선

운동은 인슐린이 혈당을 효과적으로 조절하는 능력을 향상시킵니다. 근육 세포가 포도당을 더 잘 흡수하도록 돕기 때문입니다. 이는 제2형 당뇨병 예방 및 관리에 필수적입니다.

스트레스 호르몬 조절

만성 스트레스는 코르티솔(cortisol) 분비를 증가시켜 복부 지방 축적, 면역력 저하를 유발합니다. 규칙적인 운동은 코르티솔 수치를 낮추고, 기분을 좋게 하는 엔돌핀(**endorphin**)과 세로토닌(**serotonin**) 분비를 촉진합니다.

3. 나에게 맞는 운동, 꾸준함의 비결

운동의 가장 중요한 미덕은 꾸준함입니다. 전문가들은 일주일에 150분 이상의 중간 강도 유산소 운동(빠르게 걷기, 자전거 타기) 또는 75분 이상의 고강도 유산소 운동(조깅, 수영)과 주 2회 이상의 근력 운동(런지 운동)을 병행할 것을 권장합니다. 하지만 중요한 것은 이 수치에 얽매이기보다, 자신에게 맞는 운동을 찾아 즐겁게 지속하는 것입니다.

내가 즐길 수 있는 운동

헬스장에서의 운동이 지루하다면, 등산, 배드민턴, 댄스 등 즐길 수 있는 활동을 찾길 권유합니다. 어떤 환자분은 등산을 통해 두통, 무기력 등의 문제가 해결되자 등산이 주는 기쁨에 빠져서 주 2~3회는 꼭 시간을 내서 등산을 하고 있습니다. 이처럼 운동이 주는 만족감을 느끼게 되면 운동을 '의무'가 아닌 '즐거운 행위'로 인식하게 되어 꾸준하게 유지할 수 있게 됩니다.

운동 루틴 만들기: 틈새 운동의 활용

일상생활과 틈새 운동을 자연스럽게 통합해 보는 것을 추천합니다.

예를 들어, 퇴근 후 30분 걸어서 집에 가기, 점심시간에 계단 오르기나 스쿼트 운동하기 등 작은 습관부터 시작하는 것이 좋습니다.

√ 틈새 운동의 종류

고개 돌리기, 상체 돌리기, 손가락 운동, 스쿼트, 발 뒤꿈치 들기, 계단 오르기, 제자리 뛰기 등

개인 맞춤형 운동

자신의 건강 상태, 신체적 특성을 고려한 개인 맞춤형 운동 계획을 세워야 합니다. 무릎 관절이 좋지 않다면 수영이나 아쿠아로빅과 같이 관절에 부담이 적은 운동을 선택하거나, 무릎 주위 근력 강화 운동을 하는 방법을 배우기 위해 전문가의 도움을 받는 것도 좋은 방법입니다.

나이가 들어갈수록 전문가의 도움을 받아서 자신에게 맞는 운동 방법을 적용하는 것이 중요합니다. 앞으로는 고령사회의 특성이 반영되어 시니어 전문 운동 클럽이 점점 더 활성화되어 갈 것입니다.

효과적인 운동의 순서

운동을 하는 것은 근력을 만들 목적이기도 하지만 신진대사를 활성화시켜 건강한 삶을 살아가는 데 도움을 받기 위한 것입니다. 그러기 위해서는 중요한 셰이킹 이론(쌀자루 흔들기 이론)의 이해가 필요합니다. 이 이론은 환자들에게 운동할 때 근력 운동 후에 유산소 운동을 하면 건강에 좀 더 도움이 된다는 것을 이해하기 쉽도록 설명하기 위해 제가 만든 이론입니다.

√ 셰이킹 이론(shaking theory)

셰이킹 이론은 신체에 적절한 '흔들림'을 주어 흐트러진 균형을 바로 잡고, 결과적으로 신체 기능이 정상화되도록 돕는다는 이론입니다.

셰이킹 이론(shaking theory)

흔들림 적용

신체에 상하-좌우-전후의
흔들림 유도

균형 회복

흔들림이 신체의 균형을 회복

기능 정상화

균형이 회복되면 신체 기능이
정상화

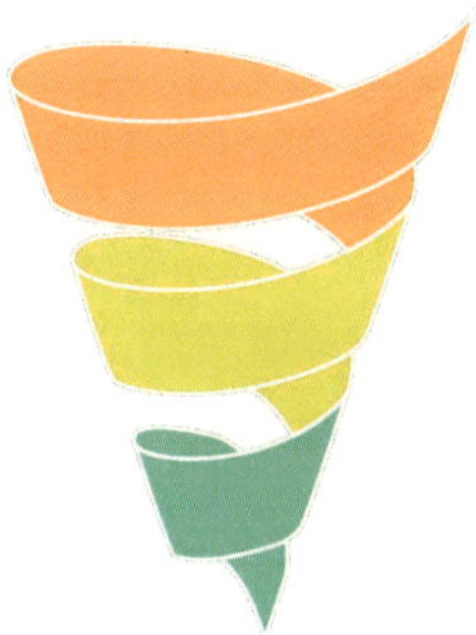

예를 들면, 쌀자루에 물건을 담을 때 물건을 그냥 담기만 하면 자루의 모양은 울퉁불퉁해지고 많은 양을 담을 수도 없습니다. 그러나 물건을 넣고 적절히 흔들어 주면 자루 속의 물건은 정리가 되어 더 많은 양을 담을 수 있고 자루의 형태는 안정화됩니다.

이처럼 신체의 이상 증상을 유발하는 원인 중의 하나인 신체의 불균형을 바로잡기 위해서 여러 가지 운동을 할 수 있습니다. 그중에서도 달리기는 바른 자세를 유지하면서 상하-좌우-앞뒤 흔들림이 자연스럽게 유발되어 신체를 안정시키고 기능의 회복을 도울 수 있는 가장 효과적인 운동입니다. 보디빌더와 같이 근육 생성에 목표를 두지 않고 신체 발란스와 건강한 생활을 위한 운동을 원한다면 이러한 셰이킹 이론을 적용한 운동 순서를 권합니다.

√ 우선 스트레칭을 통해 몸이 운동에 의한 충격에 영향을 덜 받도록 유연성을 만들어 줍니다.

√ 다음으로는, 근력 향상을 위한 근력 강화 운동을 합니다.

√ 그리고, 근력 강화 운동으로 인한 신체의 부조화, 즉 근육의 뭉침, 관절의 불안정성, 혈액 및 림프 순환장애를 해결하기 위해 달리기(슬로우 조깅)와 같은 유산소 운동을 합니다.

달리기를 하면 척추 라인이 가장 안정된 자세를 유지하게 되고, 달릴 때 신체가 상하-좌우-앞뒤로 충격을 받게 되어 관절과 근육의 흐트러진 균형이 개선되게 됩니다.

√ 마지막으로, 가벼운 스트레칭을 통해 뭉친 근육을 이완시켜 신체 발란스를 회복시켜줍니다.

이러한 순서로 운동을 하면 우리 몸은 운동을 통해 전반적인 신체 기능 향상을 경험하게 됩니다. (단, 관절 질환, 비만, 심장혈관질환 등이 있는 분은 슬로우 조깅을 권합니다.)

√ 운동 순서: 스트레칭 ⇒ 근력 운동 ⇒ 유산소 운동 ⇒ 스트레칭

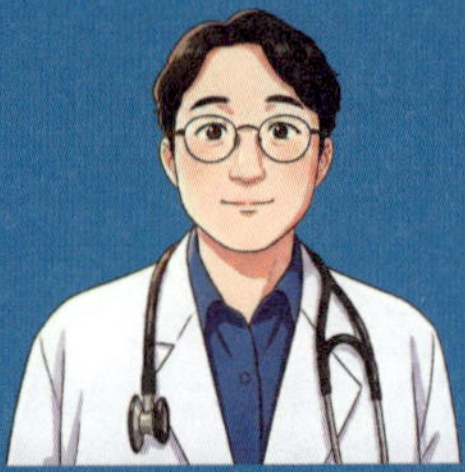

Health Planning

8장.
삶의 컨트롤 타워, 인지기능과 정신 건강 관리

현대 사회를 살아가는 우리는 끊임없는 정보의 홍수와 경쟁 속에서 살아갑니다. 이로 인해 스트레스와 감정적 압박은 우리 삶의 일부가 되었습니다. 하지만 많은 사람들이 스트레스와 감정이 단순히 '기분'의 문제가 아니라, 우리 몸의 건강, 특히 뇌의 기능에 직접적인 영향을 미친다는 사실을 간과하고 있습니다. 뇌는 우리 몸의 모든 기능을 조율하는 '컨트롤 타워'이며, 이 컨트롤 타워의 건강은 삶의 질을 결정하는 가장 중요한 요소 중의 하나입니다.

1. 스트레스와 감정이 몸에 미치는 영향

스트레스란 '스트레서(**stressor**)'로 불리는 외부 요인이 신체의 평형 상태를 깨려고 할 때, 이에 맞서 적응하려는 우리 몸의 필연적인 생리 반응을 통칭합니다.

모든 스트레스가 해로운 것은 아니며, 그 영향은 종류와 지속 기간에 따라 극명하게 달라집니다. '유스트레스(**Eustress**)'라 불리는 긍정적 스트레스는 적절한 긴장감을 부여하여 집중력을 높이고 반응 속도를 빠르게 하는 등, 삶의 동력이 되기도 합니다. 하지만 자극이 과도하거나 장기화될 때 '디스트레스(**Distress**)', 즉 해로운 스트레스가 됩니다.

이 과정에서 분비되는 대표적인 호르몬이 코르티솔(**Cortisol**)입니다. 코르티솔은 본래 위기 상황에서 에너지를 즉각적으로 동원하여 '투쟁-도피' 반응을 돕는 중요한 역할을 합니다. 문제는 이 스트레스가 '급성'을 넘어 '만성'으로 이어질 때 발생합니다. 스트레스가 해소되지 않고 지속되면 코르티솔 수치가 지속적으로 높게 유지되고, 이는 결국 우리 몸의 면역 체계를 약화시키고 신체 시스템을 파괴하여 각종 질병의 근본적인 원인이 됩니다.

면역력 저하

코르티솔은 염증 반응을 억제하는 효과가 있지만, 만성적으로 분비되면 면역 체계를 약화시켜 감염성 질환에 쉽게 노출되게 합니다.

뇌 기능 손상

만성적인 코르티솔 증가는 뇌의 기억 중추인 해마(**hippocampus**)를 손상시킵니다. 이는 기억력 저하와 인지기능 감소로 이어질 수 있습니다. 2021년 '**Molecular Psychiatry**'에 발표된 연구는 만성 스트레스가 해마의 신경 세포 성장을 억제하고, 이는 불안과 우울증의 원인이 될 수 있다고 보고했습니다.

호르몬 불균형

스트레스는 갑상선 호르몬, 성호르몬 등 다양한 내분비계 호르몬의 균형을 깨뜨려 만성피로, 갑상선 기능 저하, 생리 불순 등을 유발할 수 있습니다.

2. 뇌를 젊게 유지하는 습관

뇌 건강은 노화에 따라 자연스럽게 쇠퇴하지만, 생활 습관을 통해 그 속도를 늦추고 기능을 활성화시킬 수 있습니다. 뇌를 젊게 유지하는 것은 정신 건강을 지키는 가장 확실한 방법입니다.

새로운 것을 배우는 습관

뇌는 끊임없이 새로운 자극을 필요로 합니다.

새로운 언어, 악기, 취미 활동 등은 뇌에 새로운 신경 경로를 만들어 신경 가소성(**neuroplasticity**)을 높입니다. 이는 인지기능 저하를 늦추고 치매를 예방하는 데 중요한 역할을 합니다.

규칙적인 운동

몸을 움직이는 것은 뇌 건강을 위한 최고의 투자입니다.
운동은 뇌의 혈액 순환을 촉진하고, 뇌세포의 성장과 생존을 돕는 **BDNF**(**Brain-Derived Neurotrophic Factor**) 호르몬의 분비를 증가시킵니다. 2022년 **'Cell Reports'**에 발표된 논문은 유산소 운동이 해마에서 **BDNF** 생성을 유의미하게 증가시켜 기억력 향상에 기여한다고 보고했습니다.

3. 정신 건강을 위한 실질적인 솔루션

스트레스와 감정을 효과적으로 관리하는 것은 단순히 기분을 좋게 하는 것을 넘어, 우리 몸의 컨트롤 타워를 건강하게 유지하는 필수적인 과정입니다.

마음 챙김 명상(Mindfulness Meditation)

명상은 스트레스를 유발하는 코르티솔 수치를 낮추고, 뇌의 편도체(**amygdala**) 활동을 진정시키는 효과가 있습니다. 꾸준한 명상은 불안과 우울 증상을 완화하고, 감정 조절 능력을 향상시킵니다. 2011년 '**Psychiatry Research: Neuroimaging**'에 발표된 연구에 따르면, 8주간의 마음 챙김 명상 프로그램에 참여한 사람들은 스트레스와 관련된 뇌 영역의 회백질 밀도가 증가한 것으로 나타났습니다.

질 좋은 수면

잠은 뇌가 회복하고 재정비하는 가장 중요한 시간입니다. 수면 부족은 뇌의 노폐물 제거 시스템인 글림프 시스템(**glymphatic system**)의 기능을 떨어뜨려 치매의 원인 물질인 베타 아밀로이드(**beta-amyloid**)가 쌓이게 만듭니다. 매일 7~8시간의 충분한 수면을 확보하는 것이 정신 건강의 기초입니다.

사회적 연결

인간은 사회적 동물이며, 타인과의 긍정적인 관계는 정신 건강에 큰 영향을 미칩니다. 친구나 가족과 대화하고, 봉사 활동이나 동호회 활동에 참여하는 것은 외로움을 줄이고, 스트레스에 대한 회복탄력성을 높입니다. 2022년 '**Social Science & Medicine**'에 실린 연구는 강한 사회적 연결망을 가진 사람들이 우울증의 상태를 개선하고 치료를 돕는데 도움이 된다고 보고했습니다.

결론적으로, 인지기능과 정신 건강은 따로 떨어진 문제가 아니라, 우리 몸과 뇌의 생리적 상태와 밀접하게 연결되어 있습니다. 규칙적인 운동, 건강한 식단, 충분한 수면, 그리고 스트레스 관리를 통합적으로 실천함으로써 우리는 '컨트롤 타워'인 뇌를 건강하게 유지하고, 삶의 질을 향상시킬 수 있습니다.

3부.
건강의 숨은 비밀,
내 몸의 시스템을 이해하다.

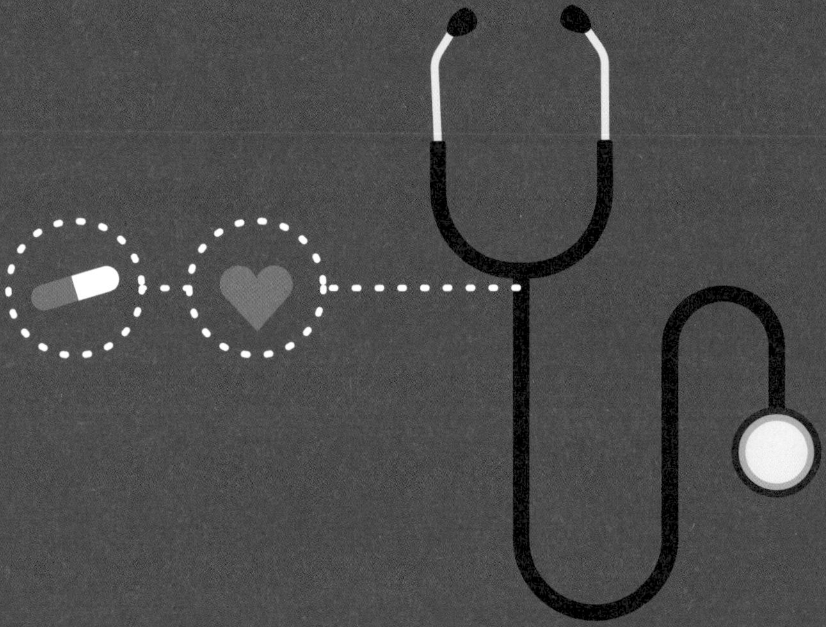

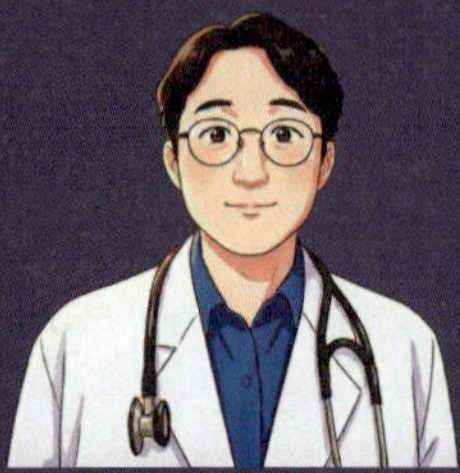

Health Planning

9장. 몸의 숨겨진 컨트롤 타워, 자율신경 균형의 기술

우리 몸은 의식적인 노력 없이도 심장 박동, 호흡, 소화 등 생명 유지에 필수적인 기능을 스스로 조절합니다. 이 경이로운 시스템이 바로 자율신경계이며, 교감신경과 부교감신경이라는 두 축이 균형을 이루며 작동합니다. 스트레스와 현대 생활 습관은 이 섬세한 균형을 깨뜨려 다양한 신체적, 정신적 증상을 유발하는 자율신경 실조증으로 이어질 수 있습니다. 하지만 올바른 관리 전략을 통해 자율신경계의 조화를 되찾고 삶의 질을 향상시킬 수 있습니다.

1. 마음 관리: 스트레스와 자존감의 역할

마음 안정

마음의 안정은 자율신경계 균형의 핵심입니다. 만성적인 스트레스는 교감신경을 과도하게 활성화시켜 불안, 우울, 불면, 집중력 저하와 같은 정신적 증상과 함께 신체적 증상을 악화시킵니다. 특히, 낮은 자존감은 타인의 시선에 쉽게 영향을 받게 하여 불안감을 증폭시키고, 이는 다시 자율신경계의 불안정한 반응으로 이어질 수 있습니다.

존재 가치 인식

마음 관리의 첫걸음은 자신의 존재 가치를 인식하는 것입니다. 자신을 존중하고 사랑하는 마음은 스트레스에 대한 회복 탄력성을 높여 자율신경계의 안정을 돕습니다. 명상, 기도, 이완 훈련과 같은 마음 챙김 기반의 관리는 스트레스 호르몬인 코르티솔 수치를 감소시키고, 심박변이도(**HRV**)를 개선하여 부교감신경 활성화를 유도하는 효과가 여러 연구에서 입증되었습니다. 이는 마음 관리 훈련이 불안과 우울 증상을 완화하고 긍정적인 감정을 증가시키는 데 기여함을 의미합니다.

2. 생활 습관 관리: 일상의 리듬 찾기

자율신경계는 규칙적인 일상 리듬 속에서 가장 균형적으로 기능합니다. 현대인의 불규칙한 생활은 이러한 리듬을 깨뜨려 자율신경계 불균형을 심화시킬 수 있습니다.

여유로운 아침 시작

기상 후 스트레칭, 햇볕 쬐기, 따뜻한 물 한 잔은 부교감신경을 부드럽게 활성화하여 하루를 안정적으로 시작하는 데 도움을 줍니다.

1대 2 호흡법

들이쉬는 숨보다 내쉬는 숨을 길게 하는 복식 호흡(예: 3~4초 들이쉬고 6~8초 내쉬기)은 부교감신경을 자극하여 심박수를 안정시키고 스트레스 반응을 조절하는 데 효과적입니다. 1회에 3분 정도 하면 됩니다.

횟수는 하루 1~3회, 필요에 따라 반복하면 됩니다.

반신욕

39~40도의 따뜻한 물로 명치 아래까지 15분 이내로 반신욕을 하면 혈액순환이 개선되고 부교감 신경 활성도가 높아져 심신 이완에 기여합니다. 단, 기립성 저혈압이 있는 경우에는, 혈관이 확장되면서 어지러움 및 실신 증상이 발생할 수 있으므로 주의가 필요합니다.

하루 세줄 일기 쓰기

자신의 감정과 생각을 글로 표현하는 것은 스트레스 해소와 정서적 안정에 도움이 됩니다. 이는 자신의 문제를 객관적으로 인식하고 해결책을 찾는 데 유용하며, 결과적으로 자율신경계의 안정화에 기여합니다.

<예시> 다음의 내용을 한 줄씩 작성합니다.

1. 오늘 가장 안 좋았던 일: 좋지 않았던 일, 기분 나빴던 일, 싫었던 일 등.
2. 오늘 가장 좋았던 일: 기뻤던 일, 감동했던 일 등.
3. 내일의 목표(계획): 지금 가장 관심 가는 일, 중요한 일 등.

<세 줄 일기 쓸 때 유의할 점>

1. 잠자기 전, 혼자 책상 앞에 앉으세요
2. 날짜와 요일은 반드시 기입해야 합니다.
3. 내용은 1 => 2 => 3 순서대로 써야 합니다.
4. 글자 수에 제한은 없지만, 되도록 간결하게 쓰세요.
5. 반드시 손글씨로, 천천히, 정성스럽게 쓰세요.

3. 호르몬 및 장 관리: 내 몸의 소통 채널

자율신경계는 호르몬 및 장 건강과 밀접하게 연결되어 있습니다. 만성적인 자율신경계 불균형은 호르몬 분비에 영향을 미쳐 갑상선 기능 저하, 부신피로, 갱년기 증상 등을 악화시킬 수 있습니다. 따라서 혈액 검사를 통한 호르몬 상태 확인 및 필요한 경우 치료를 병행하는 것은 자율신경계의 기능 회복에 필수적입니다.

또한, 장은 '제2의 뇌'라 불릴 만큼 신경전달물질 생성 및 면역 기능에 중요한 역할을 합니다. 장과 뇌는 장-뇌 축(**Gut-Brain Axis**)을 통해 양방향으로 소통하며, 자율신경계는 이 소통의 핵심적인 매개체입니다. 장 건강이 악화되면 염증 반응이 증가하고 신경전달물질 분비에 문제가 생겨 자율신경계 불균형을 초래할 수 있습니다.

이로운 음식 섭취

채소, 과일, 건강한 단백질 (작은 생선, 식물성 단백질, 닭가슴살 등)은 장내 유익균의 성장을 돕고 염증을 줄여 장 건강을 증진시킵니다.

음식을 꼭꼭 씹어 먹기

충분한 저작 운동은 침샘에서 탄수화물 분해 효소인 아밀라아제 분비를 촉진하고, 위장 부담을 줄여 소화 효율을 높입니다. 이는 장 건강의 시작입니다.

위 기능 유지

위산 저하증은 소화 불량, 세균 과증식, 영양분 흡수 장애를 유발할 수 있으므로, 소화 장애가 있다면 위산 분비 기능을 점검하고 교정하는 것이 중요합니다.

장 누수 관리

장벽 손상으로 인해 불필요한 물질이 체내로 유입되는 장 누수 증후군은 만성 염증과 자율신경계 문제를 유발할 수 있습니다. 글루텐(밀가루), 카제인(우유) 등 장에 과민 반응을 일으키는 음식 섭취를 피하고, 위산 저하를 개선하며, 장내 유익균 균형을 맞추는 것이 중요합니다.

4. 신체 관리: 구조적 안정과 움직임

자율신경계는 뇌에서 시작하여 척수를 따라 전신으로 퍼져나갑니다. 따라서 신체의 구조적인 문제가 발생하면 신경 신호 전달에 장애가 생겨 자율신경계 기능 이상을 초래할 수 있습니다.

목 교정

스마트폰 사용 등으로 인한 거북목 자세는 목과 어깨 근육의 과도한 긴장을 유발하고, 신경 및 혈관을 압박하여 자율신경계 기능을 저해합니다. 상체를 들어 올려 가슴을 펴고 어깨에 힘을 뺀 다음, 머리가 어깨 위에 바르게 위치하도록 하는 자세를 유지하는 것이 필수적입니다.

척추 운동: 붕어 운동

붕어 운동은 척추 주위 근육의 이완과 유연성 증진, 혈액 순환 개선은 자율신경계가 원활하게 작동하는 데 도움을 줍니다. 운동 방법은 1회에 2~5분 정도, 하루 2회, 그리고 부드럽게 하실 것을 권유합니다. (단, 척추 질환이 있는 경우 전문가와 상의 후 시행해야 합니다.)

복식 호흡

평상시 꾸준한 복식 호흡 연습은 자율신경의 안정을 유도하고, 흥분 상태에서는 교감신경 항진을 진정시키는 데 효과적입니다.

유산소 운동

슬로우 조깅이나 달리기, 점핑 운동과 같은 유산소 운동은 신진대사를 활성화하고 전반적인 신체 밸런스를 개선하며, 자율신경계의 안정화에 크게 기여합니다. 하루에 30분 이상, 주 5회 정도 꾸준히 하는 것이 좋습니다.

5. 식생활 관리, 식사의 지혜

우리가 먹는 음식은 자율신경계에 직접적인 영향을 미칩니다. 어떤 음식을, 어떻게, 언제 먹느냐에 따라 자율신경계의 균형이 좌우될 수 있습니다.

안정된 식사 환경

급하게 식사하거나 불안정한 환경에서의 식사는 교감신경을 항진시킬 수 있습니다. 여유로운 마음으로 식사에 집중할 수 있는 환경을 조성하는 것이 중요합니다.

충분히 씹기

음식을 50회 이상 꼭꼭 씹어 먹는 습관은 소화를 돕고 위장 부담을 줄여주어 자율신경계 안정에 기여합니다.

피해야 할 음식

밀가루, 유제품, 튀긴 음식, 가공식품, 카페인 음료, 특히 알코올은 장에 손상을 주고 교감신경을 자극하여 자율신경계 불균형을 심화시킬 수 있으므로 섭취를 제한해야 합니다.

규칙적인 식사 시간

하루 2~3회 규칙적인 식사를 하고, 간식은 자제하며, 잠자기 3시간 전부터는 식사를 피하는 것이 좋습니다. 식사 후 3시간 이내에 눕는 습관은 위산 역류를 유발하여 소화 장애를 악화시킬 수 있습니다.

자율신경계의 균형을 되찾는 과정은 단순히 질병을 치료하는 것을 넘어, 활력 있고 행복한 삶을 위한 근본적인 토대를 마련하는 것입니다. 위에서 살펴본 생활 수칙들을 꾸준히 삶에 적용해 나간다면, 더 건강하고 활력 넘치는 일상을 맞이할 수 있을 것입니다.

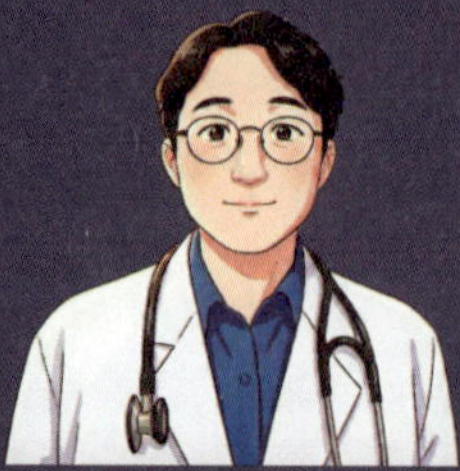

Health Planning

10장.
보이지 않는 독소의 습격, 중금속, 환경호르몬 해독법

1. 중금속 해독, 내 몸의 시한폭탄 제거하기

현대인은 미세먼지, 오염된 식품, 심지어 매일 사용하는 생활용품을 통해 중금속에 끊임없이 노출되고 있습니다. 이러한 독소는 인체에 서서히 축적되어 만성피로, 기억력 저하, 면역력 약화 등 비특이적이고 모호한 증상을 유발합니다. 중금속은 신경계, 신장, 심혈관계 등 주요 장기에 심각한 손상을 일으킬 수 있어, 적절한 관리가 필수적입니다.

1) 중금속의 종류와 우리 몸에 미치는 영향

수은(Hg)

대형 어류(참치, 상어)와 치과 아말감 충전재, 제초제, 살충제, 접착제, 석탄, 공장 매연 등에 주로 포함되어 있습니다. 수은은 신경독성이 매우 높아 혈액-뇌 장벽을 통과해 뇌에 축적되며, 이는 손 떨림, 탈모, 피로, 집중력 저하, 소화 기능 장애, 자가면역질환, 언어장애, 우울감 등의 증상을 유발합니다.

특히 임산부의 경우 태아의 신경 발달에 치명적일 수 있습니다.

납(Pb)

페인트, 배관, 염색약, 일부 화장품, 자동차 매연, 통조림, 밧데리, 매연, 동물 장기(주로 간), 오염된 장난감 등에서 노출됩니다. 납은 조혈계에 영향을 미쳐 빈혈을 유발하고, 소아의 경우 성장 및 인지기능 발달에 심각한 장애를 초래할 수 있습니다. 그리고 탈모, 우울, 언어장애, 환시, 복통, 소화기 장애, 마비, 호르몬 기능 이상, 기억력 장애, 학습장애, 자폐증, 불면 등의 증상을 유발할 수 있습니다.

카드뮴(Cd)

담배 연기, 산업 폐수, 오염 식품, 금속도금, 배기가스, 용접 등이 주된 노출원입니다. 카드뮴은 신장에 축적되어 신장 기능 저하를 일으키며, 동맥경화, 심장 질환 및 발암성이 높아 폐암 위험을 높이는 것으로 알려져 있습니다.

비소(As)

오염된 지하수, 해조류, 농약, 비료, 광산, 살충제, 가죽 처리제 등에서 주로 발견되는 1급 발암물질입니다. 만성 노출 시 피로, 탈모, 피부 각화증, 색소

침착, 그리고 방광암, 폐암, 피부암, 태아 기형 또는 유산 발생 위험을 증가시킵니다.

알루미늄(Al)

알루미늄 호일, 음료 캔, 알루미늄 주방용기 같은 생활용품 외에도 제산제, 베이킹파우더, 매연, 건축재료, 살충제, 해산물, 과자, 화장품 등에서도 발견될 수 있습니다. 특히 알루미늄은 신경 퇴행성 질환과 관련이 있다고 보고되며, 기억력 저하, 운동 능력 상실 등의 신경독성 증상을 유발할 수 있습니다. 또한, 만성적인 알루미늄 노출은 폐섬유증, 신부전, 간 괴사, 기억력 저하, 치매 등 여러 가지 문제를 일으킬 수 있습니다.

이러한 중금속은 신체 정상 대사를 방해하고, 산화 스트레스를 증가시켜 세포 손상을 유발합니다. 따라서 증상이 명확하지 않더라도 만성적인 건강 문제가 있다면 중금속 노출을 의심해 볼 필요가 있습니다.

2) 중금속 검사 방법

중금속 중독 진단에는 여러 가지 방법이 사용됩니다.

혈액 검사

급성 노출을 평가하는 데 유용합니다. 하지만 중금속이 빠르게 조직으로 이동하기 때문에 만성적인 축적량을 파악하는 데는 한계가 있습니다.

모발 검사

지난 3~6개월간의 장기 노출량을 비침습적으로 파악할 수 있는 유용한 방법입니다. 모발은 중금속이 축적되는 대표적인 조직이므로, 혈액 검사에서는 정상으로 나타나도 모발에서 높게 검출되는 경우가 흔합니다.

소변 검사(킬레이션 유발 검사)

전문 의료진의 지도하에 약물(킬레이트제)을 투여하여 체내에 저장된 중금속을 일시적으로 배출시키는 검사로, 체내에 중금속 축적 여부를 가장 정확하게 평가할 수 있는 방법입니다.

3) 중금속 배출을 위한 효과적인 해독법

체내 중금속 축적량을 파악했다면, 의학적 근거를 바탕으로 한 해독 프로그램을 시작해야 합니다.

오염 피하기

가장 우선 해야 할 것은 농약, 방부제, 오염된 지하수, 큰 생선, 통조림, 화장품, 식기, 매연, 건축 자재, 플라스틱 용품 등 중금속에 노출될 수 있는 환경을 피하는 것과 음식 섭취에 주의하는 것입니다. 중금속이 체내에 유입되는 환경을 개선하지 않으면 배출을 열심히 해도 의미가 없어집니다.

생활 습관 개선

땀 흘리기

: 규칙적인 운동과 사우나를 통한 발한은 소변보다 효과적으로 일부 중금속(크롬, 구리, 납)을 배출시킵니다.

수분 섭취
: 하루 2L 정도의 정수된 물을 마셔 신장을 통한 중금속 배출을 촉진해야 합니다.

금연과 금주
: 담배는 카드뮴의 주요 노출원이며, 알코올은 중금속 흡수를 증가시키므로 반드시 피해야 합니다.

영양소 보충

셀레늄
: 수은의 독성을 중화하는 강력한 길항제입니다. 셀레늄은 글루타치온 합성을 도와서 항산화 작용을 강화합니다.

아연
: 납과 카드뮴의 흡수를 방해하고, 우리 몸의 자체 해독 능력을 높이는 데 기여합니다.

비타민**C**
: 강력한 항산화제로, 중금속과 결합하여 체외 배출을 돕습니다.

자연 해독 음식

마늘과 양파

: 황 성분이 풍부하여 수은, 납, 카드뮴과 결합해 독성을 중화시킵니다.

십자화과 채소

: 브로콜리, 양배추 등에 함유된 설포라판은 간의 해독 효소 활성화를 돕습니다.

토복령(망개나무 뿌리)

: 수은 중독 치료 및 체내 독소 배출에 탁월한 효능을 가진 것으로 알려져 있습니다.

고단백 식품

: 메티오닌, 시스테인 등 황 함유 아미노산이 풍부한 계란, 굴, 전복 등은 해독 과정에 필수적인 영양소입니다.

4) 킬레이션 치료(**Chelation Therapy**)

중금속 축적량이 많을 경우, 킬레이션 치료가 고려될 수 있습니다. 이는 전문 의료진 감독하에 킬레이트제와 비타민**C**, 비타민 **B**군, 글루타치온, 치옥트산, 셀레늄 등을 정맥 투여하여 중금속을 결합시킨 후 소변으로 안전하게 배출시키는 전문적인 치료법입니다.

중금속 중독은 더 이상 특수한 문제가 아닙니다. 40대 이후에는 체내 중금속이 누적되어 만성질환의 위험을 높이므로, 적극적인 관리와 예방이 필요합니다.

2. 환경호르몬 해독: 가짜 호르몬의 반란

현대인의 건강을 위협하는 보이지 않는 독소, 바로 내분비계 교란 물질(**Endocrine Disrupting Chemicals, EDCs**), 즉 환경호르몬입니다. 우리 몸의 내분비계는 호르몬이라는 정교한 신호 체계를 통해 대사, 성장, 생식, 면역 등을 조절하는데, 환경호르몬은 이 시스템에 침투해 호르몬의 정상적인 신호 전달을 방해합니다. 이는 마치 라디오 주파수가 혼선되어 정확한 방송을 들을 수 없는 것과 같습니다. 이러한 혼선은 만성질환부터 불임, 암에 이르기까지 전신 건강에 광범위한 영향을 미칩니다.

1) 주요 환경호르몬과 그 숨겨진 영향

비스페놀 A(Bisphenol A, BPA)와 그 대체물질

비스페놀 **A**는 통조림 내부 코팅과 플라스틱 용기에 널리 쓰이며, 주로 뜨거운 음식이나 액체에 의해 용출됩니다. 흥미롭게도 최근 연구들은 **BPA**가 비만, 당뇨, 심혈관 질환 위험을 높인다고 보고합니다. 더 중요한 사실은, 비스페놀 **A-free** 제품에 사용되는 비스페놀 **S**(**Bisphenol S, BPS**), 비스페놀 **F**(**Bisphenol F, BPF**)와 같은 대체물질 역시 비스페놀 **A**와 유사한 내분비 교란 작용을 한다는 것입니다.

한 연구에 따르면, 비스페놀 **S**는 비스페놀 **A**보다 훨씬 낮은 농도에서도 정자 형성을 억제할 수 있음이 밝혀졌습니다. 따라서 '비스페놀 **A-free**'라는 문구만으로 안심할 수 없다는 것을 기억해야 합니다.

프탈레이트

플라스틱을 유연하게 만드는 가소제로, **PVC** 제품, 화장품, 의료용 튜브 등에 존재합니다. 체내 프탈레이트 농도가 높은 여성은 조기 폐경 위험이 최대 2.3배 높아질 수 있다는 연구 결과는 프탈레이트가 여성의 난소 기능에 직접적인 영향을 미칠 수 있음을 시사합니다.

과불화화합물(Per- and Polyfluoroalkyl Substances, PFAS)

일명 "영원한 화학 물질"로 불리며, 논스틱 조리기구, 방수 직물에 사용됩니다. 이 물질들은 체내에 한 번 유입되면 쉽게 분해되지 않아 반감기가 수십 년에 이릅니다. 국제암연구소(**IARC**)는 과불화화합물의 일종인 **PFOA**(**Perfluorooctanoic acid**)를 1급 발암물질로 지정했으며, 갑상선 질환, 면역 체계 약화와도 관련이 있습니다.

* PFOA(Perfluorooctanoic acid)

2) 일상 속 환경호르몬 노출 최소화 7가지 실천 지침

기능의학적 관점에서 환경호르몬 해독의 핵심은 노출 최소화와 해독 능력 강화입니다. 아래의 7가지 실천 지침을 통해 우리의 몸이 스스로 독소를 배출할 수 있는 환경을 만들 수 있습니다.

① 식품 선택과 조리 방식 개선
가공식품과 통조림 대신 신선한 유기농 식재료를 선택합니다. 뜨거운 음식을 플라스틱 용기에 담지 말고, 유리나 스테인리스 용기에 보관하는 습관을 들이는 것이 좋습니다.

② 물 관리
페트병에 담긴 음료보다는 활성탄 필터 등을 이용해 내분비계 교란 물질을 걸러낸 정수된 물을 마시세요. 활성탄 필터는 일부 과불화화합물과 기타 유기 오염물질 제거에 효과적입니다.

③ 안전한 조리 도구 사용
논스틱 코팅(테플론) 팬은 고온에서 과불화화합물을 방출할 수 있습니다. 코팅이 벗겨진 팬은 즉시 교체하고, 가급적 스테인리스 스틸이나 주철 팬을 사용하는 것이 좋습니다.

④ 생활용품 소재 전환
플라스틱 대신 유리, 도자기, 스테인리스 스틸, 나무 같은 천연 소재 제품

을 사용하세요. **BPA-free**만 믿지 말고 소재 자체를 바꾸는 것이 더 안전합니다.

⑤ 개인 위생용품 재점검

파라벤, 트리클로산이 포함된 화장품, 샴푸, 비누 등은 내분비 교란을 일으킬 수 있습니다. 성분을 확인하고 무향, 무파라벤 제품을 선택하는 것이 현명합니다.

⑥ 실내 환경 관리

미세먼지에 내분비계 교란 물질이 흡착될 수 있으므로, 주기적인 환기와 청소는 필수입니다. 특히 먼지가 쌓이기 쉬운 카펫이나 패브릭 제품을 관리하는 것도 중요합니다.

⑦ 재평가와 피드백

3~6개월간의 실천 후 필요하다면 다시 검사를 통해 체내 내분비계 교란 물질의 농도가 실제로 감소했는지 확인하는 것이 좋습니다. 이를 통해 어떤 노출 경로에 취약했는지 파악하고 맞춤형 관리를 이어갈 수 있습니다.

작은 실천은 큰 변화를 만듭니다. 이러한 노력이 우리의 호르몬 균형을 되찾고, 활력 있고 건강한 삶을 위한 중요한 발걸음이 될 것입니다.

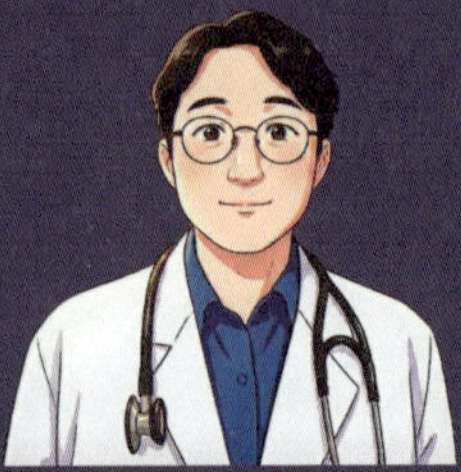

Health Planning

11장. 음식에 숨겨진 진실, 체질별 맞춤 식이요법

1. 저포드맵 식사, 가스가 차고 배가 아픈 당신을 위해

만성적인 복부 팽만, 복통, 그리고 가스 문제로 고통받는 분들이 많습니다. 하루는 혈압약을 타러 오신 분에게 불편한 점은 없는지 질문을 드렸더니 식단 관리를 철저히 하는데 배에 가스가 차서 힘들다고 호소하셨습니다. 그래서 자주 드시는 음식이 무엇인지 여쭈어보니 매일 콩밥을 드신다고 하여 일단 콩을 식단에서 제거해 보시라고 말씀드렸고 그 결과, 배에 가스 차는 증상이 호전되었습니다. 이처럼 만성적인 장 증상을 유발하는 주된 원인 중 하나는 소화 기능이 민감한 사람들이 특정 탄수화물을 섭취했을 때 발생하는 장내 과발효 현상입니다.

이때 가장 효과적인 식이요법으로 권장되는 것이 바로 저포드맵(**Low-FODMAP**) 식단입니다.

1) 포드맵(**FODMAP**)이란 무엇인가?

포드맵은 우리 몸의 소장에서 잘 흡수되지 않고 대장으로 이동하는 발효성 탄수화물의 약자입니다. 장에 도착한 포드맵은 두 가지 방식으로 문제를 일으킵니다. 첫째, 삼투 효과로 인해 장 내부로 수분을 끌어들여 복부 팽만감을 유발합니다. 둘째, 장내 세균의 주요 먹이가 되어 급격한 발효 과정을 거치고, 이로 인해 가스와 통증이 발생하는 것입니다.

√ 포드맵(FODMAP)

F - Fermentable(발효되기 쉬운): 갈락토올리고당
O - Oligosaccharides(올리고당류): 프럭탄(식물 내에 저장되는 과당의 한 형태)
D - Disaccharides(이당류): 이당류에 포함된 유당(락토스)
M - Monosaccharides(단당류): 과당(프럭토스)
A - And
P - Polyols(폴리올/당알코올)

포드맵의 각 성분과 해당 식품은 다음과 같습니다.

- 발효성(**Fermentable**): 양파, 마늘, 밀, 보리, 렌틸콩, 우유, 사과, 망고, 꿀, 버섯 등
- 올리고당(**Oligosaccharides**): 양파, 마늘, 아스파라거스, 밀(빵, 파스

타), 콩, 렌즈콩 등

• 이당류(**Disaccharides**): 유당(**Lactose**)이 대표적이며, 우유, 아이스크림, 요구르트, 크림치즈 등 유제품에 풍부

• 단당류(**Monosaccharides**): 과당(**Fructose**)이 대표적이며, 사과, 배, 수박, 망고, 꿀, 고과당 옥수수 시럽 등

• 폴리올(**Polyols**): 당 알코올로, 아보카도, 버섯, 콜리플라워, 복숭아, 자두 등과 자일리톨, 소르비톨 같은 인공 감미료

2) 저포드맵 식사의 과학적 효과

저포드맵 식단은 단순한 유행이 아니라, 과민성 장 증후군(**Irritable Bowel Syndrome, IBS**)의 증상 관리에 대한 가장 강력한 과학적 근거를 가진 식이요법입니다. 최근의 임상 연구에 따르면, 저포드맵 식단을 시행한 과민성 장 증후군 환자 중 70~80%가 복부 통증과 팽만감, 가스 등의 증상에서 뚜렷한 개선을 경험하는 것으로 나타났습니다. 이는 포드맵이 과민성 장 증후군의 증상을 유발하는 주요 원인 중 하나임을 뒷받침하는 결과입니다.

3) 저포드맵 식사는 어떻게 해야 하는가?

저포드맵 식단은 제한기, 재도입기, 개인화의 3단계로 구성된 체계적인 접근법입니다.

제한기

2~6주 동안 고포드맵 식품을 엄격하게 제한하여 증상이 완화되는지 확인합니다.

재도입기

증상이 호전되면, 한 번에 한 가지 포드맵 성분(예: 유당)을 정해진 양만큼 다시 섭취하여 자신의 몸이 어떤 식품에 민감하게 반응하는지 파악합니다. 이 단계에서 개인별 '역치'를 찾는 것이 중요합니다.

개인화 단계

재도입기에서 확인된 결과를 바탕으로 자신에게 맞는 맞춤형 식단을 만듭니다. 이 과정은 불필요한 식품 제한을 최소화하고 영양 불균형을 막는 데 필수적입니다.

4) 반드시 기억해야 할 점

저포드맵 식단은 전문가의 지도가 반드시 필요한 치료법입니다. 이 식단은 증상의 원인을 찾아내는 진단 도구이지, 평생 지속하는 식단이 아닙니다. 장기간 포드맵을 제한하면 장내 유익균의 먹이가 줄어들어 미생물종의 다양성이 감소하고, 영양 불균형이 초래될 수 있습니다.

따라서, 자신의 증상이 과민성 장 증후군과 유사하다면, 전문의와 영양사의 상담을 통해 정확한 진단과 함께 체계적인 저포드맵 식단을 시작하는 것이 가장 현명한 방법입니다.

2. 저옥살산 식사, 신장 결석이 걱정된다면

신장 결석은 극심한 옆구리 통증과 혈뇨를 유발하는 고통스러운 질환입니다. 이 결석의 80% 이상은 칼슘 옥살산 결석으로, 식단을 통해 섭취하는 옥살산(**Oxalate**)이 주요 원인 중 하나입니다. 옥살산은 채소, 과일, 견과류 등 여러 식물성 식품에 자연적으로 존재하는 유기산으로, 우리 몸속에서 칼슘과 결합하여 단단한 결정체를 형성합니다. 평소 신장 결석으로 고생하셨다면, 옥살산 섭취를 조절하는 것이 재발을 막는 중요한 방법입니다.

1) 옥살산 함량이 높은 식품과 낮은 식품

옥살산은 모든 식물에 있지만, 그 함량은 식품마다 크게 다릅니다.
저옥살산 식사를 위해서는 옥살산 함량이 높은 식품을 제한하고, 낮은 식품 위주로 식단을 구성해야 합니다.

옥살산 함량이 높은 식품 (섭취 제한)

시금치, 비트, 고구마, 루바브, 키위, 라즈베리, 아몬드, 땅콩, 다크 초콜릿, 코코아, 홍차, 메밀가루, 통밀 등.

특히 시금치는 100**g**에 500~1,000**mg**의 옥살산이 함유되어 있어, 소변으로 배출되는 옥살산의 양을 크게 증가시킬 수 있습니다.

옥살산 함량이 낮은 식품 (섭취 권장)

바나나, 블루베리, 체리, 사과, 양배추, 브로콜리, 콜리플라워, 버섯, 양파, 백미, 귀리, 계란, 육류, 생선, 우유 등.

2) 옥살산 함량을 줄이는 현명한 조리법

모든 옥살산을 피할 수는 없지만, 조리법을 바꾸는 것만으로도 섭취량을 크게 줄일 수 있습니다. 옥살산은 물에 잘 녹는 수용성이므로, 조리수를 버리는 것이 핵심입니다.

삶기(Boiling)

옥살산 함량을 줄이는 가장 효과적인 방법입니다. 채소를 작게 잘라 충분한 양의 물에 5~10분간 삶으면 옥살산이 30~87%까지 감소합니다. 특히 시금치의 경우, 삶으면 옥살산이 약 50%까지 줄어듭니다. 삶은 물은 반드시 버려야 합니다.

찌기(Steaming)

삶기보다는 덜 효과적이지만, 영양소 손실을 최소화할 수 있습니다. 옥살산 함량을 5~53%까지 줄일 수 있으며, 찐 물은 버리도록 합니다.

침수(Soaking)

콩류나 곡물은 물에 불리는 것만으로도 옥살산 함량이 크게 감소합니다. 콩은 6~8시간, 쌀이나 곡물은 12시간 정도 불린 후 그 물을 버리고 새 물로 조리하면 좋습니다.

3) 신장 결석 예방을 위한 핵심 전략

저옥살산 식이는 신장 결석 환자에게 중요한 관리법이지만, 이 식단만으로 모든 것을 해결할 수는 없습니다. 아래의 세 가지 핵심 사항을 함께 실천해야 합니다.

충분한 수분 섭취

하루 2~3L의 충분한 물을 마시면 소변량이 늘어나고, 소변 내 칼슘과 옥살산 농도가 희석되어 결석 형성을 막는 가장 효과적인 방법입니다.
(단, 체중고려)
그러나 3L 이상의 과도한 수분 섭취는 체내 전해질 불균형을 유발하여 오심, 구토 등의 부작용을 유발할 수 있으므로 주의가 필요합니다.

적절한 칼슘 섭취

칼슘 섭취를 무조건 줄이면 오히려 결석이 더 잘 생길 수 있습니다. 음식으로 섭취하는 칼슘은 장에서 옥살산과 결합해 흡수를 막고 대변으로 배출시키는 역할을 합니다. 따라서 하루 1,000~1,200mg 정도의 적정 칼슘을 멸치 등 식품을 통해 섭취하는 것이 중요합니다.

전문가와 상담

저옥살산 식이는 특정 식품군을 제한하므로 영양 불균형을 초래할 수 있습니다. 무분별한 식단 조절 대신, 전문의와 영양사에게 상담하여 개인별 맞춤 식단을 구성하는 것이 안전하고 효과적입니다.

3. 진정한 비건을 위한 비건 식단, 주의할 점은?

최근 몇 년간 비건 식단은 단순한 채식주의를 넘어 건강한 삶의 방식으로 자리 잡고 있습니다. 동물성 식품을 완전히 배제하는 비건 식단은 심혈관 질환, 제2형 당뇨병, 그리고 특정 암의 발생 위험을 낮춘다는 과학적 이점이 다수 보고되었습니다. 하지만 모든 비건 식단이 건강한 것은 아닙니다. 진정한 의미의 건강한 비건이 되기 위해서는 몇 가지 필수 영양소에 대한 깊은 이해와 철저한 관리가 필요합니다.

1) 비건 식단에서 놓치기 쉬운 필수 영양소

비건 식단을 계획 없이 실천할 경우 다음과 같은 영양소 결핍을 겪을 위험이 있습니다.

비타민 B12

비타민 **B12**는 신경계 기능과 적혈구 생성에 필수적입니다. 이 영양소는 동물성 식품에만 존재하기 때문에, 비건 식단에서는 자연적으로 섭취할 수 없습니다. 따라서 모든 비건은 반드시 비타민 **B12** 보충제를 복용하거나 비타민 **B12**가 강화된 식품(영양 강화 시리얼, 대두유, 아몬드유, 귀리유, 코코넛유 등)을 꾸준히 섭취해야 합니다.

철분

비건 식단은 비헴철(**non-heme iron**)을 풍부하게 포함하지만, 이는 육류의 헴철(**heme iron**)보다 흡수율이 낮습니다. 철분 결핍성 빈혈을 예방하려면, 비타민**C**가 풍부한 식품(오렌지, 피망, 브로콜리)을 철분이 풍부한 식품(렌즈콩, 시금치, 콩)과 함께 섭취하여 흡수율을 높여야 합니다. 여기서 주목할 것이 있습니다. 그것은 바로 인체의 적응 능력으로 보상 메커니즘이 발생하여 비헴철 흡수율이 향상된다는 것입니다.

칼슘과 비타민 D

이 두 영양소는 뼈 건강에 필수적입니다. 우유와 유제품을 섭취하지 않는 비건은 칼슘과 비타민 D가 강화된 식물성 우유, 두부, 또는 보충제를 통해 충분히 섭취해야 합니다. 일부 연구에서는 비건이 육식인보다 골밀도(**bone mineral density**)가 낮을 수 있다고 보고합니다.

오메가-3 지방산

식물성 오메가-3는 섭취할 수 있지만, 우리 몸이 효율적으로 사용할 수 있는 **EPA**(**Eicosapentaenoic Acid**)와 **DHA**(**Docosahexaenoic Acid**)로의 전환율은 매우 낮습니다. 따라서 견과류와 씨앗류 외에도 해조류 기반의 오메가-3 보충제를 고려하는 것이 좋습니다.

완전 단백질

단백질은 모든 생체 기능에 필수적인데, 동물성 단백질과 달리 식물성 단백질은 특정 필수 아미노산이 부족할 수 있습니다. 다양한 콩류, 곡물, 견과류를 골고루 섭취하여 부족한 아미노산을 보충하는 것이 중요합니다.

2) 건강한 비건 식단을 위한 실용적인 지침

비건 식단은 올바르게 계획하면 매우 건강한 선택이 될 수 있습니다. 다음의 지침을 실천하여 영양 불균형을 예방해야 합니다.

다양성 확보

한두 가지 음식에 의존하지 말고, 다양한 종류의 채소, 과일, 콩류, 견과류, 곡물을 섭취하여 영양소의 균형을 맞춰야 합니다.

보충제 활용

비타민 **B12**는 필수 보충제입니다. 또한 철분, 비타민 D, 오메가-3에 대해서도 필요시 전문가와 상의하여 보충제를 섭취해야 합니다.

전문가 상담

특히 40대 이후에는 영양소 흡수율이 떨어질 수 있고, 개인별 건강 상태가 다르므로, 의사나 영양사와 상담하여 자신에게 맞는 비건 식단을 계획하는 것이 가장 안전합니다.

비건은 단순히 음식을 가려 먹는 것을 넘어, 자신의 건강과 지구 환경을 모두 고려하는 긍정적인 삶의 선택입니다.

4. 육식의 재발견, 카니보어 식단의 명과 암

최근 몇 년 사이, 채소와 탄수화물을 극도로 제한하고 오직 육류와 동물성 식품만 섭취하는 카니보어(**Carnivore**) 식단이 체중 감량과 만성질환 개선에 효과적이라는 주장이 제기되며 많은 관심을 받고 있습니다. 특히 식물성 식품에 함유된 독소(예: 렉틴, 옥살산)에 민감한 사람들에게는 염증 감소와 소화기 증상 개선에 도움이 될 수 있습니다.

그러나 이 극단적인 식단은 장점만큼이나 무시할 수 없는 위험성도 내포하고 있어, 신중한 접근이 필요합니다.

1) 카니보어 식단의 장점: 왜 사람들은 열광하는가?

체중 감량과 대사 건강 개선

카니보어 식단은 탄수화물 섭취를 완전히 배제함으로써 몸을 케토시스(**Ketosis**) 상태로 유도합니다. 이 상태에서는 신체가 지방을 주 에너지원으로 사용하므로, 빠른 체중 감량 효과를 기대할 수 있습니다. 또한, 인슐린 분비가 급격히 떨어져 인슐린 저항성 개선에 긍정적인 영향을 미칠 수 있습니다.

염증 감소

식물성 식품에 존재하는 렉틴, 옥살산 등의 식물 독소는 일부 사람들에게 염증 반응과 소화기 문제를 일으킬 수 있습니다. 카니보어 식단은 이러한 요인을 원천적으로 차단하여 염증성 질환이나 장 누수 증후군 환자에게 일시적인 증상 개선을 가져올 수 있습니다.

포만감 증대와 식욕 조절

단백질과 지방은 탄수화물보다 소화 시간이 길어 오랜 시간 포만감을 유지시켜 줍니다. 이는 자연스럽게 식사량과 간식 섭취를 줄여 식욕을 효과적으로 조절하는 데 도움이 됩니다.

2) 카니보어 식단의 단점과 위험성: 신중해야 하는 이유

카니보어 식단이 단기적인 효과를 가져올 수 있지만, 장기적인 건강에 미치는 영향에 대해서는 아직 과학적 연구가 부족하고 논란의 여지가 많습니다. 전문가들은 다음과 같은 문제점을 지적합니다.

영양소 결핍

육류만으로는 우리 몸이 필요로 하는 모든 영양소를 충족하기 어렵습니다. 특히 비타민C, 식이섬유가 부족해지기 쉽습니다. 비타민C는 채소와 과일에 풍부하며, 부족 시 면역력 저하, 피부 문제 등을 초래할 수 있습니다. 식이섬유 부족은 변비와 장내 미생물총의 불균형을 야기할 수 있습니다.

만성질환 위험 증가 가능성

카니보어 식단은 포화지방과 콜레스테롤 섭취량을 급격히 늘려 심혈관 질

환, 특히 고콜레스테롤혈증과 동맥경화의 위험을 높일 수 있다는 우려가 제기됩니다. 일반적으로 혈관이 건강한 사람에게는 상관이 없을 수 있지만, 혈관에 동맥경화가 발생한 사람, 과도한 스트레스 상태에 있거나, 고호모시스테인혈증이 있는 사람에게는 문제가 될 수 있습니다. 또한, 높은 단백질 섭취량은 신장에 부담을 줄 수 있어, 기존에 신장 질환이 있는 사람은 피해야 합니다.

개인별 건강 상태 고려

다이어트나 특정 질환의 개선을 위해 카니보어 식단을 시작하는 경우가 많지만, 모든 사람에게 효과가 있는 것은 아닙니다. 장기적으로 호르몬 불균형, 수면 문제, 근육 통증 등이 나타났다는 사례도 보고되고 있습니다.

3) 권장 사항

카니보어 식단은 극단적인 식이요법으로, 단기적인 체중 감량이나 염증 완화에는 효과를 보일 수 있습니다. 그러나 장기적인 영양소 결핍과 만성질환 위험 증가 가능성을 무시할 수 없습니다.

따라서 다음과 같은 점을 고려하는 것이 중요합니다.

단기적인 시도

카니보어 식단은 장기간의 생활 습관으로 이어지기보다, 특정 증상을 개선하기 위한 제거 식단(**Elimination Diet**)의 개념으로 단기간(2주 이내) 시도하는 것이 안전합니다.

전문가의 도움

카니보어 식단을 고려하고 있다면, 반드시 의사나 영양사와 상담하여 자신의 건강 상태에 맞는지를 확인하고, 영양소 보충 계획을 세워야 합니다.

비건? 카니보어? 균형 잡힌 식단이 최우선

비건 식단이나 카니보어 식단을 추구하는 것은 개인적인 선택입니다. 자신의 건강 상태를 고려하여 여러 가지 방법을 시도해 볼 수 있습니다.

그러나 비건 식단과 카니보어 식단은 서로 극과 극을 달리는 것처럼 보이지만 매우 중요한 공통점이 있습니다. 그것은 바로 가공식품, 정제된 식품, 단순당 식품을 금지하는 것입니다.

건강한 삶의 핵심은 특정 영양소나 식품군에 치우치지 않는 균형 잡힌 식사에 있습니다. 육류와 채소, 곡물을 적절히 포함하는 균형 잡힌 식단이야말로 장기적인 건강을 유지하는 가장 확실한 방법입니다.

5. 우리가 몰랐던 식물 독소, 현명하게 다루는 법

식물은 우리에게 영양을 주는 동시에, 스스로를 보호하기 위해 독성 성분을 만들어냅니다. 그러나 이 독소들을 무작정 두려워할 필요는 없습니다. 16세기 의학자 파라셀수스의 지혜처럼 "용량이 독을 만든다(**The dose makes the poison**)"라는 원리를 이해하고, 현명한 섭취법을 익히는 것이 건강 관리의 핵심입니다.

1) 우리 밥상에 숨겨진 독소들: 어떤 식물에 들어있을까?

옥살산(Oxalates): 신장 결석의 원흉

옥살산은 물에 잘 녹는 유기산으로, 체내에서 칼슘과 결합하여 신장 결석의 주성분인 칼슘 옥살레이트 결정체를 형성할 수 있습니다.

옥살산 함량이 특히 높은 식물로는 시금치, 근대, 루바브(대황)와 같은 잎채소가 있습니다. 또한, 다크 초콜릿, 아몬드, 땅콩, 참깨와 같은 견과류 및 씨앗류, 그리고 홍차에도 높은 농도로 존재합니다.

렉틴(Lectins): 장 건강의 숨은 방해꾼

렉틴은 단백질의 일종으로, 식물이 자신을 방어하기 위해 만듭니다. 충분히 조리되지 않은 렉틴은 장벽에 손상을 입혀 소화 불량, 복통, 구토 등을 유발할 수 있습니다.

렉틴이 풍부한 식품으로는 콩류(강낭콩, 완두콩, 렌즈콩 등), 곡물(밀), 그리고 일부 채소(토마토, 감자)가 있습니다.

피트산(Phytic Acid): 미네랄 흡수 방해자

피트산은 현미, 통밀, 콩, 견과류와 같은 식품의 겉껍질에 주로 들어있는 항영양소입니다. 피트산은 아연, 철분, 칼슘, 마그네슘과 같은 필수 미네랄과 결합하여 이들의 흡수를 방해합니다.

솔라닌(Solanine): 감자의 경고등

솔라닌은 감자의 싹이나 녹색으로 변한 부위에 주로 축적되는 독성 물질입니다. 열에 매우 강해 조리해도 쉽게 파괴되지 않으며, 구토, 복통, 신경 마비 등의 증상을 유발할 수 있습니다. 국립농업과학원의 연구에 따르면 정상 감자 100g당 솔라닌은 15~30mg이지만, 녹색으로 변한 부분은 100~400mg까지 증가합니다.

아미그달린(Amygdalin): 과일 씨앗의 함정

아미그달린은 살구, 복숭아, 사과, 자두와 같은 과일의 씨앗에 들어있는 화합물입니다. 섭취 후 체내에서 시안화수소(Cyanide)로 분해될 수 있어, 과량 섭취 시 호흡 곤란 등 치명적인 중독을 일으킬 수 있습니다.

2) 독인가, 약인가? 양이 결정하는 건강의 이중성

많은 식물 독소들은 적정량에서는 오히려 건강에 이로운 역할을 합니다.

하지만 과량 섭취 시에는 독성 작용을 나타냅니다.

독소 종류	적정량 (성인 기준)	과량 시 증상
피트산	100~300mg/일	미네랄 흡수 방해, 소화 장애
렉틴	10~50mg/일	장벽 손상, 소화 불량
옥살산	50mg/일	신장 결석, 미네랄 결핍
솔라닌	0.2mg/kg 체중/일	구토, 복통, 신경 마비
아미그달린	0.5~0.6mg/kg 체중/일	청산 중독, 호흡 곤란, 저혈압

특히 현대인의 섭취 습관은 이러한 위험을 가중시킵니다. 과거 조상들이 나물 반찬으로 소량 섭취했던 시금치를, 현대인들은 주스로 갈아 마시며 옥살산 권장량의 수십 배를 한 번에 섭취하게 되는 것입니다.

3) 안전한 섭취를 위한 실전 가이드

독소를 완벽히 피하는 것은 불가능하지만, 올바른 지식을 통해 위험을 크게 낮출 수 있습니다.

조리법의 지혜를 활용하라

많은 독소는 열처리나 물에 의해 제거됩니다.

렉틴(콩류)

: 렉틴은 단백질성 독소로, 끓는 물에 10분 이상 충분히 익히면 99% 이상 제거됩니다.

옥살산(잎채소)

: 옥살산은 물에 녹는 성질을 이용해 끓는 물에 데친 후 그 물을 버리면 함량을 30~87%까지 줄일 수 있습니다.

피트산(현미, 콩)

: 현미를 물에 불리거나 발효시켜 피트산 함량을 60~96%까지 감소시킬 수 있습니다.

4) 보관의 중요성

일부 독소는 열에 강해 조리만으로는 제거되지 않습니다.

솔라닌(감자)

: 감자의 녹색 부위와 싹은 열에 강한 솔라닌을 다량 함유하므로, 발견 즉시 깊게 도려내거나 폐기해야 합니다.

아플라톡신(곰팡이)

: 아플라톡신은 국제암연구소(IARC)가 지정한 1급 발암물질로, 고온 조리에도 파괴되지 않습니다. 곰팡이가 핀 견과류나 곡물은 통째로 버려야 합니다.

5) 다양하게 섭취하라

특정 식품에만 의존하는 '슈퍼푸드' 열풍은 독소 누적의 위험을 높입니다. 여러 식품군을 골고루 섭취하여 특정 독소에 대한 노출을 분산시키고 영양의 균형을 맞추는 것이 가장 안전한 방법입니다.

6) 우리가 지켜야 할 실생활 수칙

감자

: 녹색으로 변했거나 싹이 난 감자는 폐기하세요.

견과류

: 곰팡이 냄새나 쓴맛이 나면 먹지 말고 버리세요.

과일 씨앗

: 아미그달린이 들어있는 과일 씨앗은 절대 의도적으로 섭취하지 마세요. 특히 어린이는 소량으로도 중독 위험이 높습니다.

전문가 상담

만성질환자나 신장 질환 병력이 있는 경우, 전문가와 상담하여 개인에게 맞는 안전한 섭취 안내를 받아야 합니다. 자연이 우리에게 주는 선물은 소중하지만, 그 안에 숨겨진 지혜를 함께 이해해야 합니다. 식품에 대한 올바른 지식과 생활 습관을 통해 막연한 두려움을 버리고, 건강 관리를 위한 든든한 파트너로 활용할 수 있습니다.

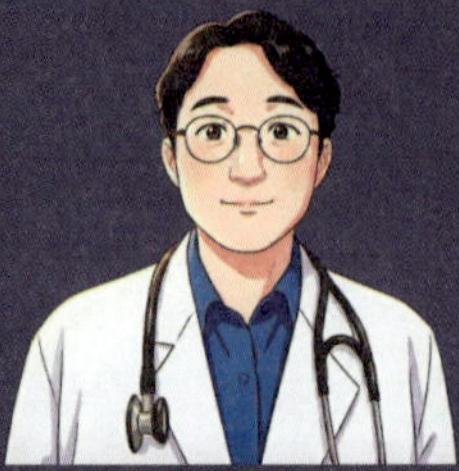

Health Planning

12장. 뇌와 몸의 연결고리, 바른 자세의 놀라운 효과

1. 바른 자세: 몸을 넘어 뇌를 깨우는 스위치

많은 분들이 목과 어깨의 통증을 해결하기 위해 자세 교정을 시도합니다. 그러나 바른 자세는 단순히 물리적 불편함을 해소하는 것을 넘어, 우리의 뇌 기능과 전신 건강의 컨트롤 타워 역할을 한다는 사실을 아는 분은 많지 않습니다. 잘못된 자세는 우리 몸의 신경계와 혈류에 직접적인 영향을 미쳐, 인지기능 저하와 만성적인 피로의 원인이 될 수 있습니다. 이는 특히 노화로 인한 자연스러운 변화와 함께 나타날 때, 삶의 질을 현저히 떨어뜨릴 수 있습니다.

2. 자세와 뇌의 숨겨진 연결고리

1) 자율신경계와 신경 균형

우리 몸의 모든 무의식적 기능은 자율신경계가 조절합니다. 이 시스템은 스트레스에 반응하는 교감신경과 휴식과 회복을 담당하는 부교감 신경으로 나뉩니다. 잘못된 자세, 특히 장시간 앞으로 머리를 쭉 뺀 '거북목 자세'는 목 주변 근육과 신경을 지속적으로 긴장시켜 척추 주변을 지나는 주요 신경 통로를 압박합니다. 이 압박은 자율신경계의 균형을 무너뜨려 교감신경을 과도하게 활성화시킵니다. 그 결과, 우리는 이유 없이 불안하고 초조함을 느끼며, 심박수가 빨라지고 수면의 질이 저하될 수 있습니다. 한 연구에서는 이와 같은 자세 불균형이 만성 스트레스 반응과 직접적인 연관이 있음을 확인했습니다.

2) 뇌 혈류와 인지기능

자세는 뇌로 향하는 혈류량에도 영향을 미칩니다. 2022년 국제신경과학회지(**International Journal of Neuroscience**)에 실린 한 연구는 만성적인 거북목 자세가 뇌로 가는 혈류량을 감소시킬 수 있음을 시사했습니다. 뇌는 우리 몸에서 가장 많은 에너지를 소비하는 기관이므로, 충분한 산소와 영양분이 필수적입니다. 혈류 공급이 줄어들면 뇌의 인지기능 저하는 물론, 집중력과 기억력에도 부정적인 영향을 미칠 수 있습니다. 이는 결국 만성적인 피로와 멍한 느낌으로 이어지는 주된 원인이 됩니다.

3) 자세와 감정 조절

자세는 심리적 상태와도 깊이 연결되어 있습니다. 2021년 국제응용심리학회지에 게재된 논문에 따르면, 굽은 자세는 스트레스 호르몬인 코르티솔(**cortisol**) 분비를 증가시키고 불안감과 우울감을 심화시킬 수 있다고 밝혔습니다. 반면, 가슴을 펴고 어깨를 뒤로 젖힌 당당한 자세는 뇌에 긍정적인 신호를 보내어 자신감을 높이고 스트레스 반응을 완화하는 데 도움을 줍니다. 마치 몸이 마음에게 "나는 준비되었고, 안전해"라고 속삭이는 것과 같습니다.

3. 바른 자세를 위한 실질적 솔루션

바른 자세는 한 번에 완성되는 것이 아니라, 꾸준한 습관과 노력을 통해 만들어집니다. 다음과 같은 운동법과 습관을 통해 뇌와 몸의 연결고리를 강화해 보세요.

1) 거북목 교정을 위한 '목 스트레칭 3가지'

턱 당기기 운동(Chin Tuck Exercise)

의자에 앉아 가슴을 위로 들어 올리고 턱을 가슴 쪽으로 당긴다는 느낌으로 목을 뒤로 밀어줍니다. 뒤통수를 벽에 붙인다고 생각하며 5~10초간 유지하고, 천천히 제자리로 돌아옵니다. 목 뒤쪽 근육을 강화하고 늘리는 데 효과적입니다. 1회에 5~10초, 1세트에 10회씩, 3~5세트를 시행합니다.

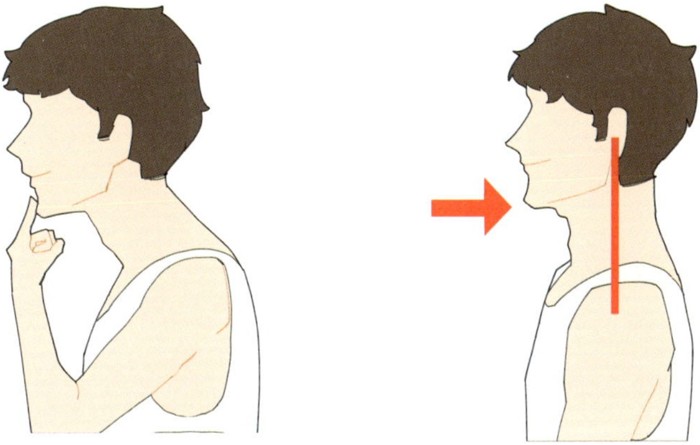

목 측면 스트레칭(Lateral Neck Stretch)

고개를 오른쪽으로 기울여 오른손으로 머리를 지그시 눌러줍니다. 왼쪽 어깨는 따라 올라가지 않게 아래로 내리고, 15초씩 유지한 후 반대쪽도 동일하게 시행합니다. 좌우 각각 3~5회 정도 반복합니다.

단, 경추 디스크에 문제가 있는 사람은 주치의와 상의가 필요합니다.

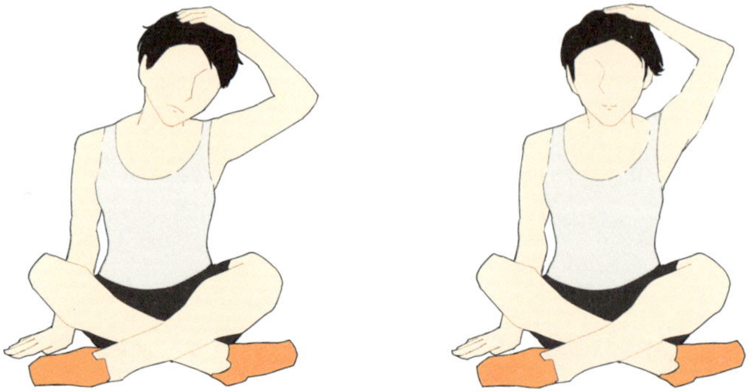

가슴 활짝 펴기(Chest Stretch)

양손을 등 뒤에서 깍지 끼고, 팔을 아래로 쭉 뻗으며 가슴을 최대한 앞으로 내밉니다. 15초씩 3회 반복하여 굽은 어깨와 가슴 근육을 풀어줍니다.

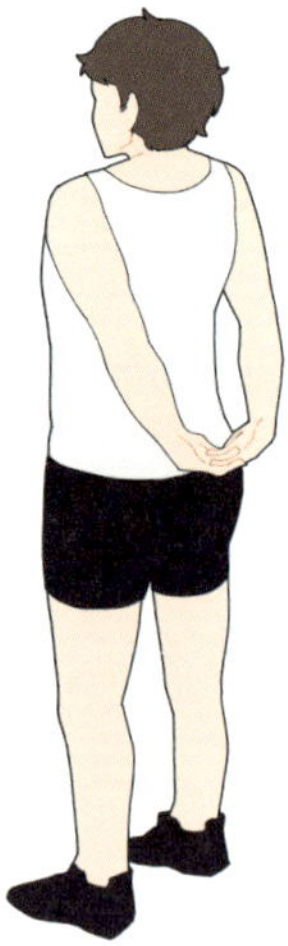

2) 몸의 중심을 잡는 '코어 근육 강화법'

자세를 지탱하는 힘은 척추를 감싸는 코어 근육에서 나옵니다.

플랭크(Plank) 운동

팔꿈치와 발끝으로 몸을 지탱하고, 머리부터 발끝까지 일직선을 만듭니다. 허리가 아래로 처지거나 엉덩이가 위로 올라가지 않도록 주의하며 30초씩 3회 버텨줍니다. 하프 플랭크 운동도 있습니다. 참고하세요.

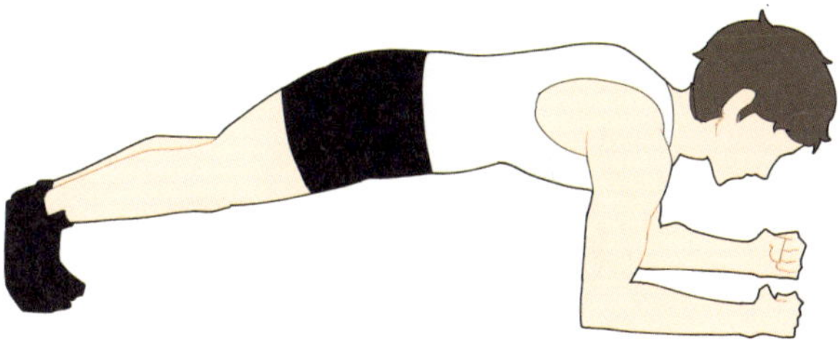

브리지(Bridge) 운동

무릎을 세우고 누워 엉덩이를 천천히 들어 올립니다. 이때 엉덩이와 허벅지 뒤쪽 근육을 수축하며 3~5초간 유지하고 천천히 내려옵니다.
적정 횟수는 1세트에 10~15회씩, 3세트를 반복합니다.

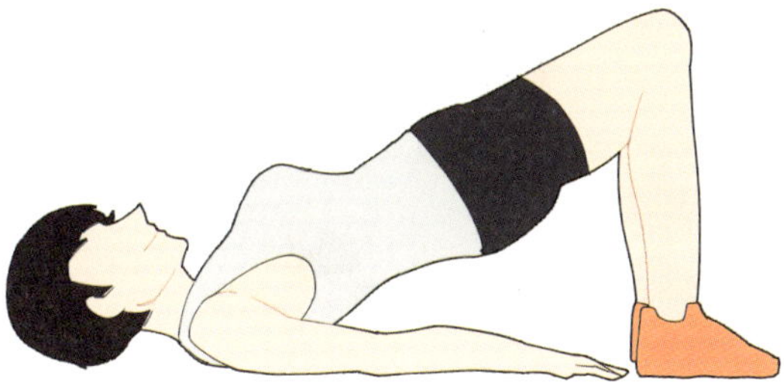

새우등 펴기(Cat-Cow Pose)

양손과 무릎을 바닥에 대고 엎드려 허리를 천장으로 둥글게 말아 올렸다가, 반대로 허리를 바닥으로 내려 아치형을 만듭니다.

이 동작을 10회 반복하며 척추의 유연성을 높여줍니다.

이 운동의 주의할 점은 자세 변화를 호흡에 맞추어서 해야 합니다. 즉, 숨을 내쉬면서 배꼽을 등쪽으로 당겨 등을 둥글게 하는(고양이, **Cat**) 자세를 취하고 시선은 배꼽을 봅니다.

동작을 이어서 자연스럽게 숨을 들이마시면서 가슴을 열고 허리는 아래로 내리는(소, **cow**) 자세를 취하고 시선은 천장을 봅니다.

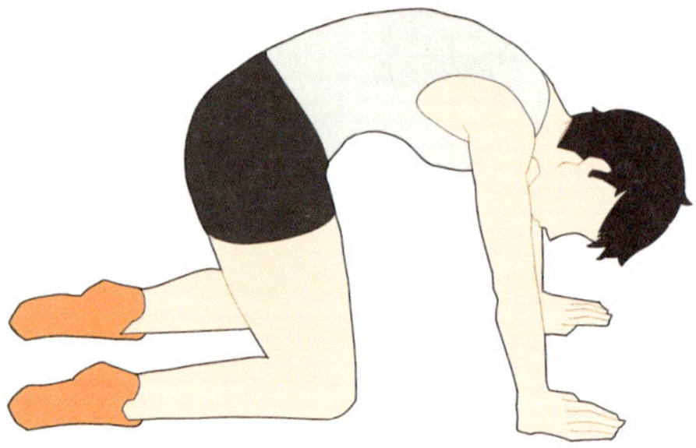

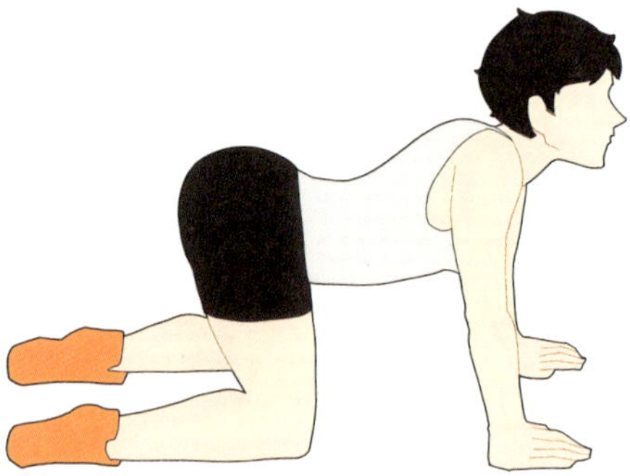

3) 하체 근력 강화 운동

관절에 부담을 주지 않으면서 하체를 강화하여 바른 자세를 유지하는 것이 중요합니다.

의자 스쿼트(Chair Squat)

의자를 활용한 스쿼트는 낙상의 위험을 없애고, 정확한 자세로 엉덩이와 허벅지 근육을 강화하여 하체를 강화하여 허리가 구부정해지는 것을 예방할 수 있습니다.

무릎 높이 정도의 의자를 뒤에 두고, 발을 어깨너비로 벌리고 섭니다.

허리를 곧게 펴고 배꼽을 등 쪽으로 당기는 느낌으로 복부에 힘을 줍니다. 의자에 앉듯이 엉덩이를 뒤로 빼며 천천히 내려갑니다. 엉덩이가 의자에 살짝 닿으면(힘들면 살짝 앉았다가), 발뒤꿈치로 바닥을 밀어내는 느낌으로 일어납니다. 10~12회씩 3세트 반복합니다.

단, 내려갈 때 무릎이 안쪽으로 모이지 않도록 주의하고 무릎은 항상 발가락 방향과 일치해야 관절이 보호됩니다.

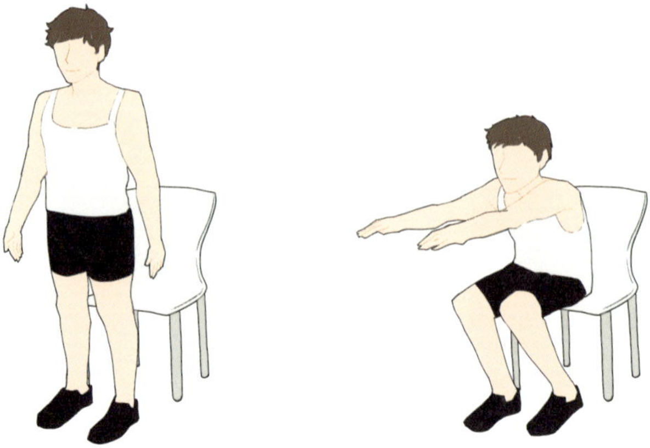

하프 스쿼트(Half Squat)

하프 스쿼트는 무릎을 완전히 굽히지 않고 바닥과 평행보다 약간 높은 위치(약 45~90도)까지만 앉는 동작입니다. 무릎 관절 내 압력이 급격히 높아지는 깊은 구간을 피하기 때문에, 40대 이상이나 무릎 통증이 있는 분들에게 가장 안전한 방법입니다.

이 운동의 핵심은 '깊이'가 아니라 '지속적인 자극'입니다. 가동 범위를 줄이는 대신, 허벅지 앞쪽 근육(대퇴사두근)의 긴장을 풀지 않고 동작을 반복하면 관절 손상 없이 근력을 강화할 수 있습니다.

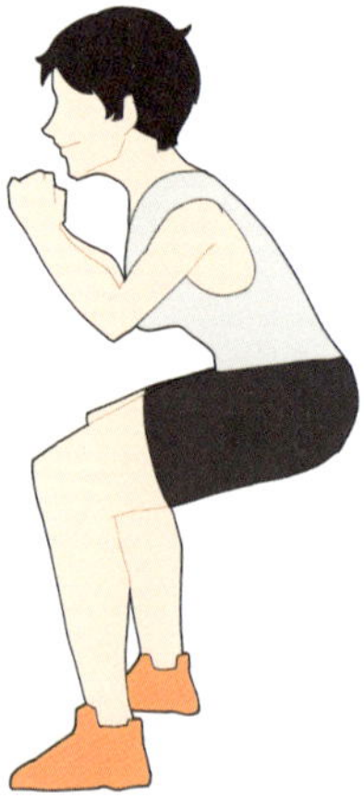

4) 자세와 자율신경계 조절의 관계

자세 교정은 단순한 근육 운동을 넘어, 자율신경계에 긍정적인 신호를 보냅니다.

복식 호흡(Diaphragmatic Breathing)

바른 자세로 앉아 코로 천천히 숨을 들이쉴 때 배가 부풀어 오르게 하고, 입으로 내쉴 때 배가 꺼지게 합니다. 중요한 것은, 어깨에 힘을 빼고 가슴은 움직이지 않고 배만 움직이는 것, 그리고 들이마시는 시간보다 내쉬는 시간이 2배가 되도록 호흡해야 합니다.

호흡 비율은 3초간 흡입하고 2초 정지 후 6초간 숨을 내쉬면 됩니다. 1회에 5~10분, 하루에 3~4회 정도 시행할 것을 추천합니다. 특별히 아침 기상 직후, 스트레스 상황, 그리고 잠들기 전에 시행하면 도움이 됩니다.

이 호흡법은 부교감신경을 활성화하여 긴장을 완화하고 스트레스를 감소시키는 데 매우 효과적입니다.

마음 챙김(Mindfulness)

바르게 앉아 호흡에 집중하고, 몸의 긴장된 부분을 의식적으로 풀어줍니다. 어깨의 힘을 빼고, 턱의 긴장을 푸는 것만으로도 신경계가 진정될 수 있습니다.

바른 자세는 단순히 겉으로 보이는 아름다움이 아닙니다. 이는 우리 몸과 뇌가 조화롭게 기능하도록 돕는 가장 근본적인 행위입니다. 지금부터라도 의식적으로 자세를 바로잡는 작은 습관을 시작해 볼 것을 추천합니다. 컴퓨터 앞에 앉아 있을 때, 스마트폰을 들여다볼 때, 그리고 걸을 때마다 잠시 멈춰 서서 내 몸이 어떻게 서 있는지 느껴보는 것만으로도 우리의 뇌와 몸은 새로운 활력을 되찾을 것입니다.

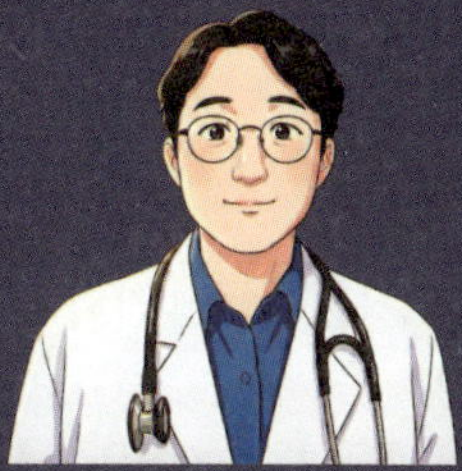

Health Planning

13장.
질병을 이기는 영양소의 힘, 질환별 맞춤 영양 및 생활 가이드

현대 사회에서 음식만으로 최적의 건강을 유지하기란 불가능에 가깝습니다. 가공된 식단, 고갈된 토양, 만성 스트레스는 우리 몸의 영양 요구량을 폭발적으로 증가시켰습니다. 건강에 좋은 음식과 영양제는 단순한 '영양 결핍 보충'을 위한 것이 아닙니다. 이는 세포 기능을 정상화하고 노화 속도를 제어하며 질병을 예방하는데 필수적인 요소입니다.

건강 정보의 역효과: 잘못된 영양 섭취

그러나 '몸에 좋다'는 이유로 무심코 섭취한 식품이나 영양제가 오히려 건강을 해칠 수도 있습니다. 개인의 건강 상태를 고려하지 않은 섭취가 어떻게 문제를 일으키는지, 진료실에서 경험했던 대표적인 3가지 사례와 대처 방법을 요약해 보겠습니다.

사례 1. 공복에 유기농 사과 식초 섭취 후 위 점막 손상 사례

소화 불량을 해결하고자 공복에 유기농 사과 식초(애사비)를 마신 후, 심한 속 쓰림 증상으로 병원을 방문하여 위염 및 위궤양을 진단받은 경우입니다.

식초의 강한 아세트산 성분(**pH** 2~3)이 이미 약해져 있거나 염증이 있는 위 점막 보호벽을 직접 자극하고 손상시킬 수 있습니다.

따라서, 유기농 사과 식초(애사비) 10**cc** + 물 200**cc** 비율로 희석해서 식사 중이나 식사 직후에 마시는 것이 원칙이고, 속 쓰림이 발생하면 섭취를 중단하고 위점막 보호제 등을 사용하여 위점막을 회복시키고 나서 다시 섭취할 것을 권유합니다.

사례 2. 견과류 섭취 후 지속적인 복부 팽만

건강 간식으로 유행하고 있는 견과류를 꾸준히 섭취한 뒤, 잦은 가스와 복부 팽만감으로 불편을 겪은 사례입니다.

이것은 아몬드, 캐슈넛 등에 포함된 '포드맵(**FODMAP**)' 성분 때문일 수 있습니다. 포드맵은 장에서 잘 흡수되지 않고 발효되기 쉬운 특정 당 성분(올리고당, 이당류, 단당류, 폴리올)을 말합니다. 이 성분은 소장에서 흡수되지 않고 대장에서 박테리아에 의해 발효되면서 수소나 메탄 등 가스를 생성하여 민감한 장을 자극합니다.

따라서, 장이 민감한 분, 평소에는 괜찮은데 견과류 섭취 후 2~3일 지나면서 배에 가스가 차는 분들은 장이 견과류에 과민 반응을 하는 것이므로 섭취 중단을 권고합니다.

사례 3. 고용량 비타민C 복용 후 요로 결석 발생

면역력 증진을 위해 고용량 비타민C 보충제를 복용하다 요로 결석이 발생 또는 재발한 경우입니다.

비타민C는 체내 대사 과정에서 '수산(Oxalate)'을 생성하는데 소변으로 배출되는 수산의 농도가 높아지면, 이는 칼슘과 결합하여 결석을 형성할 수 있습니다. 특히 결석 병력이 있는 사람에게 위험도가 높습니다.

요로 결석 과거력이 있는 분들은 비타민C는 최소 용량(100~500mg), 그리고 마그네슘, 비타민 B6, 레몬즙을 같이 복용하면 결석 형성을 줄이는 데 도움을 받을 수 있습니다. 그리고 무엇보다 중요한 것은 물을 충분히(1~3L/하루, 체중 고려) 섭취하는 것입니다.

이 사례들은 동일한 성분이라도 개인의 소화 기관의 상태, 소화 능력, 장내 환경, 대사 체질에 따라 전혀 다른 결과를 초래할 수 있음을 보여줍니다. 유행하는 건강법을 따르기 전에, 자신의 몸 상태를 먼저 파악하고 영양 관리를 시도하는 것이 중요합니다.

이어질 내용은 질병에 따른 영양 관리 및 생활 관리법에 관한 것입니다. 같은 질환을 가지고 있어도 개인의 상태에 따라서 적용 방법이 달라져야 함을 명심하시고 여러 가지 방법들을 시도할 때 주치의와 상의 후에 결정할 것을 권고합니다.

1. 혈당을 다스리는, 당뇨병 맞춤 영양 관리

현대 한국 사회에서 당뇨병은 더 이상 남의 일이 아닙니다. 과도한 탄수화물 섭취와 비만은 인슐린 저항성을 유발하며, 이는 당뇨병의 주요 원인이 됩니다. 대한당뇨병학회에 따르면, 2022년 기준 30세 이상 성인 7명 중 1명(14.8%)이 당뇨병을 앓고 있습니다. 이는 단순한 혈당 수치 문제가 아니라, 뇌졸중, 망막병증, 신장병 등 심각한 합병증을 유발하는 〈침묵의 살인자〉입니다. 이 장에서는 당뇨병 관리, 특히 혈당을 낮추는 데 도움이 되는 영양소와 생활 습관에 대해 구체적으로 알려드리고자 합니다.

1) 당뇨 관리의 핵심, 공복 혈당의 의미

공복 혈당은 최소 8시간 이상 금식한 상태에서 측정한 혈당 수치로, 우리 몸의 기본 대사 상태를 반영합니다. 대한당뇨병학회는 공복 혈당이 126**mg/dL** 이상일 때 당뇨병으로 진단하며, 100~125**mg/dL**인 경우를 공복 혈당 장애, 즉 당뇨병 전단계로 분류합니다. 이 시기는 적극적인 생활 습관 개선을 통해 당뇨병으로의 진행을 막을 수 있는 골든타임입니다.

2) 과학이 증명한 과일의 힘

많은 분들이 과일은 당분 때문에 당뇨병에 해롭다고 생각합니다. 그러나 최근 연구들은 적정량의 과일 섭취가 오히려 혈당 관리에 긍정적이라는 결과를 보여줍니다.

2023년 '프론티어즈 인 엔도크리놀로지(**Frontiers in Endocrinology**)'에 발표된 메타분석 연구는 과일 섭취가 당뇨병 환자의 공복 혈당을 평균 8.38 **mg/dL** 감소시킨다는 결과를 제시했습니다.

이것은 과일의 풍부한 식이섬유와 폴리페놀 성분의 효과입니다. 식이섬유는 음식의 소화와 흡수를 늦춰 혈당이 급격히 오르는 것을 막고, 폴리페놀과 같은 항산화 성분은 염증을 줄이고 인슐린 감수성을 개선하는 데 도움을 줍니다.

다만, 총 에너지 섭취량을 고려하면서 과일을 섭취하는 것이 중요하며, **GI** 지수(**Glycemic Index**, 당지수)와 **GL** 지수(**Glycemic Load**, 당부하수)가 낮은 과일을 선택하는 것이 현명합니다. 또한 간식으로 섭취하는 것은 권고하지 않습니다.

여기에서 **GI** 지수와 **GL** 지수에 대해서 간단히 정리해보겠습니다.
GI 지수(**Glycemic Index**, 당지수)는 음식을 섭취한 후 혈당이 얼마나 '빠르게' 오르는지를 나타내는 '속도'의 개념입니다.

– **High GI** (70 이상): 혈당을 빠르게 올림 (예: 수박, 대추)
– **Medium GI** (56–69): 중간 속도 (예: 멜론, 키위, 망고)
– **Low GI** (55 이하): 혈당을 천천히 올림 (예: 딸기, 사과, 체리)

이 기준대로라면 **GI** 지수가 76에 달하는 수박은 혈당 관리에 최악인 '나쁜 과일'로 분류됩니다. 하지만 **GI** 지수에는 치명적인 맹점이 하나 있습니다. 바로 '실제 섭취하는 양'이 빠져있다는 것입니다.

그래서 등장한 개념이 **GL** 지수(**Glycemic Load**, 당부하수)입니다.

GL은 혈당 상승 '속도(**GI**)'에 우리가 '실제로 섭취한 탄수화물의 양'까지 계산한, '실질적인 혈당 부담(총량)'을 의미합니다.

GL 지수 공식: (**GI** × 100**g**당 탄수화물 양}) / 100

– **A**등급 (**Low GL**): 10 이하 (혈당 부담 적음)
– **B**등급 (**Medium GL**): 11~19 (양 조절 필요)
– **C**등급 (**High GL**): 20 이상 (섭취 주의)

자동차에 비유하자면, **GI**는 그 차가 낼 수 있는 '최고 속도'이고, **GL**은 '실제로 주행한 거리'입니다. 최고 속도가 아무리 빨라도(**High GI**), 1분만 달렸다면(적은 탄수화물 양) 실제 이동 거리는 짧은(**Low GL**) 것과 같습니다. 따라서 **GI** 지수와 **GL** 지수를 함께 고려하여 과일을 섭취해야 합니다.

아래의 표는 과일을 **GI** 지수와 **GL** 지수를 고려하여 정리한 표입니다.

(기준: 과일 100**g**)

A등급 (**GL** 10 이하)

종류	GL 지수	GI 지수	칼로리	주요 영양소
토마토	1.2	30 (Low)	18 kcal	라이코펜, 비타민C
아보카도	1.4	15 (Low)	160 kcal	불포화지방산, 칼륨
자몽	2.8	25 (Low)	42 kcal	비타민C, 라이코펜
딸기	3.2	41 (Low)	32 kcal	비타민C, 안토시아닌
체리	3.5	22 (Low)	50 kcal	안토시아닌, 멜라토닌
복숭아	4.0	42 (Low)	39 kcal	비타민C, 비타민 A
자두	4.4	40 (Low)	34 kcal	식이섬유, 안토시아닌
사과	5.0	36 (Low)	52 kcal	식이섬유 (펙틴), 비타민C
오렌지	5.2	43 (Low)	47 kcal	비타민C, 헤스페리딘
멜론	5.2	65 (Medium)	34 kcal	비타민 A, 비타민C
배	5.7	38 (Low)	57 kcal	식이섬유, 루테올린
수박	5.7	76 (High)	30 kcal	라이코펜, 시트룰린
블루베리	7.7	53 (Low)	57 kcal	안토시아닌 (눈 건강)
키위	8.7	58 (Medium)	61 kcal	비타민C, K, 액티니딘
망고	9.0	60 (Medium)	60 kcal	비타민 A, C (항산화)
파인애플	9.1	70 (High)	50 kcal	브로멜라인, 비타민C

B등급 (GL 11~19)

과일	GL 지수	GI 지수	칼로리	주요 영양소
포도	10.6	59 (Medium)	69 kcal	레스베라트롤, 비타민 K
바나나 (익은)	13.3	58 (Medium)	89 kcal	칼륨 (혈압 조절), 비타민 B6

C등급 (GL 20 이상)

과일	GL 지수	GI 지수	칼로리	주요 영양소
건포도	71.1	90 (High)	299 kcal	철분, 칼륨 (당분 고농축)
대추 (건조)	77.3	103 (High)	282 kcal	식이섬유, 칼륨 (당분 고농축)

3) 혈당 관리를 돕는 영양소

음식만으로는 부족할 수 있는 부분을 채우기 위해, 과학적으로 효능이 입증된 특정 영양제들을 고려할 수 있습니다.

크롬 (Chromium): 인슐린 작용의 촉진제

크롬은 인슐린의 작용을 돕는 필수 미량 미네랄입니다. 인슐린은 혈당을 세포 안으로 운반하는 '열쇠'와 같은 역할을 하는데, 크롬은 이 열쇠가 제 기능을 할 수 있도록 도와 인슐린 감수성을 높입니다. 2022년 '인터내셔널

저널 오브 몰레큘러 사이언스(International Journal of Molecular Sciences)'에 발표된 연구는 크롬 보충이 혈당 조절에 긍정적인 영향을 미친다고 보고했습니다.

권장 복용량
: 일반적으로 일일 200~400μg의 크롬 피콜리네이트 형태가 효과적이며, 당뇨병 약물과 병용 시에는 반드시 의료진과 상담해야 합니다.

마그네슘 (Magnesium): 포도당 대사의 조력자

마그네슘은 포도당 대사와 인슐린의 분비 및 작용에 관여하는 핵심 미네랄입니다. 당뇨병 환자는 소변으로 마그네슘 배설이 증가해 결핍이 생기기 쉽습니다. 2021년 한 체계적 문헌 고찰은 마그네슘 보충이 혈당과 인슐린 수치 개선에 도움을 준다고 결론지었습니다.

베르베린 (Berberine): 강력한 천연 혈당 강하제

베르베린은 매자나무(Berberis) 속에 속하는 식물에서 추출한 천연 화합물로, 강력한 혈당 강하 효과로 주목받고 있습니다. 연구에 따르면 베르베린은 AMPK 효소를 활성화해 포도당 생성을 억제하고, 인슐린 감수성을 향상시키는 기전으로 작용합니다. 2023년에 발표된 한 메타분석은 베르베린이 당뇨병 환자의 공복 혈당과 당화혈색소 수치를 유의하게 감소시킨다고 보고하며, 일부 연구에서는 당뇨병 치료제인 메트포르민과 유사한 효과를 보인다고 밝혔습니다.

*AMPK(Adenosine Monophosphate-activated Protein Kinase)

권장 복용량
: 1회에 500**mg**을 하루에 2~3회, 식후에 복용하는 것이 효과적입니다.

4) 건강한 생활 습관: 당뇨 관리의 근본

과일과 영양제는 분명 유용한 보조 수단이지만, 당뇨 관리의 근본은 결국 건강한 생활 습관에 있습니다. 다음의 원칙들을 꾸준히 실천하는 것이 가장 중요합니다.

운동
주 5일 이상, 하루 30분 이상의 중강도 유산소 운동은 인슐린 저항성을 개선하고 혈당을 낮추는 데 필수적입니다.

식후에 약 20분 정도 빠르게 걷는 것도 혈당 관리에 도움이 됩니다.

식단
적절한 단백질, 저지방, 고섬유질 식단을 유지하고, 단순당과 정제 탄수화물 섭취는 최소화해야 합니다. 과일은 간식으로 먹지 말고 식사 시간에 함께 섭취하되 하루 총량은 종이컵 하나 분량 정도만 섭취합니다.

식사 방법
하루 2~3회 식사를 합니다.
간식 및 야식은 절대적으로 금지이지만 물이나 당이 함유되지 않은 차 종류를 한잔 씩 섭취하는 것은 허용됩니다.

스트레스 및 수면 관리

스트레스는 혈당을 높이는 호르몬을 분비하며, 수면 부족은 인슐린 감수성을 떨어뜨립니다.

당뇨병 전단계나 초기 단계에서의 적극적인 관리는, 합병증을 예방하여 삶의 질을 높일 수 있는 최선의 방법입니다.

2. 활력을 되찾는, 저혈압 개선을 위한 영양 지침

고혈압 관리에 대한 정보들은 넘쳐나서 이번 장에서는 저혈압 관리에 대해 알아보겠습니다.

현대인들에게 저혈압은 더 이상 낯선 질병이 아닙니다. 무리한 다이어트나 불규칙한 식습관으로 인해 혈압 수치가 낮아지면서 어지럼증, 피로감, 집중력 저하 등을 겪는 분들이 늘어나고 있습니다. 이는 단순한 불편함을 넘어 일상생활의 질을 현저히 떨어뜨리는 문제입니다. 이 장에서는 저혈압의 개념을 명확히 하고, 이를 극복하기 위한 식단과 영양소 관리에 대해 전문가의 시각으로 구체적으로 알려드리고자 합니다.

1) 저혈압, 단순한 수치 이상의 문제

의학적으로 저혈압은 수축기 혈압이 90mmHg 미만이거나 이완기 혈압이 60mmHg 미만인 상태를 의미합니다. 하지만 단순히 수치만으로 진단하지 않으며, 어지럼증, 실신, 만성피로와 같은 증상을 동반할 때 임상적으로 의미가 있습니다. 특히, 누워 있다가 갑자기 일어날 때 혈압이 급격히 떨어지는 기립성 저혈압이나 식사 후 발생하는 식후 저혈압은 일상생활에서 낙상이나 사고의 위험을 높일 수 있어 주의가 필요합니다.

2) 저혈압을 위한 현명한 식단 관리

저혈압 관리는 단순히 혈압을 높이는 것을 넘어, 우리 몸의 혈액량과 혈액순환을 개선하는 데 초점을 맞춰야 합니다.

나트륨과 수분의 균형

저혈압 환자에게는 나트륨의 적절한 섭취가 중요합니다. 나트륨은 혈관 내로 수분을 끌어들여 혈액량을 늘리고 혈압을 상승시키는 데 도움이 됩니다. 하루 3~5g 정도의 소금을 섭취하는 것이 적당하며, 물을 하루에 약 2L 정도 마셔서 체내 수분량을 유지하는 것이 필수적입니다.

규칙적인 식사와 단백질 섭취

불규칙한 식사는 혈압의 변동을 심하게 만들 수 있습니다. 특히 식사 후 발생하는 식후 저혈압을 예방하기 위해 소량씩 자주, 규칙적으로 식사하는 습관을 들이는 것이 좋습니다. 또한 단백질은 혈관의 구조를 유지하고 혈액량을 보충하는 데 중요한 역할을 합니다. 살코기, 생선, 콩류 등을 꾸준히 섭취하여 몸의 기초를 튼튼히 해야 합니다.

3) 저혈압 관리를 돕는 필수 영양소

식단만으로는 부족할 수 있는 부분을 채우기 위해, 과학적으로 효능이 입증된 영양소들을 고려할 수 있습니다.

철분과 비타민 B군 복합체

저혈압의 한 가지 원인인 빈혈을 해결하는 데 필수적인 영양소입니다. 철분은 적혈구의 주성분인 헤모글로빈을 만드는 데 필요하며, 비타민 **B12**와 엽산은 적혈구 생성을 돕습니다. 이들이 부족하면 혈액량이 감소하고 혈압이 낮아질 수 있습니다. 2019년 한 연구는 비타민 **B**군 보충이 혈액 순환 개선에 긍정적인 영향을 미친다고 보고했습니다.

주의할 성분: 마그네슘!!!

마그네슘은 혈관 근육의 이완을 도와 혈압을 낮추는 역할을 하는 것으로 알려져 있습니다. 따라서 고혈압 환자에게는 매우 유익하지만, 저혈압 환자의 경우 과량 섭취 시 오히려 혈압을 더 낮출 수 있으므로 반드시 전문의와 상의 후 복용량을 결정해야 합니다.

4) 건강한 생활 습관: 저혈압 관리의 근본

영양 관리와 더불어 건강한 생활 습관을 병행할 때 그 효과는 극대화됩니다.

습관 관리

갑작스러운 어지러움을 막기 위해 앉거나 누웠다 일어날 때는 천천히 움직이는 습관을 들여야 합니다. 특히 기립성 저혈압이 있는 경우, 누웠다가 일어날 때 천천히 움직이고, 아침에 일어나기 전 침대에서 다리를 가볍게 움직여주는 습관이 중요합니다.

적절한 운동

가볍고 규칙적인 운동은 혈액 순환을 촉진하고 심장 기능을 강화하여 혈압 안정에 도움을 줍니다. 특히 하체 근육은 혈액을 심장으로 올려주는 펌프 역할을 하므로 꾸준한 하체 근력 운동이 필수적입니다.

탄력 스타킹 착용

장시간 서 있거나 앉아 있을 때 혈액이 다리로 몰리는 것을 막기 위해 의료용 압박 스타킹을 착용하는 것도 도움이 될 수 있습니다.

음주와 사우나

혈관을 과도하게 확장시켜 혈압을 급격히 낮추는 음주와 뜨거운 사우나는 피하는 것이 좋습니다.

3. 깨끗한 혈관을 위한 선택, 중성지방 관리

진료실에서 중성지방 수치가 500mg/dL를 넘어 1,000mg/dL에 이르는 분들을 만나면, 환자도, 저도 긴장하게 됩니다. 이 수치는 단순한 고중성지방혈증을 넘어 급성 췌장염이라는 심각한 합병증의 위험을 예고하기 때문입니다. 약물 처방이 필수적이지만, 때로는 부작용으로 인해 약물을 중단해야 하는 경우도 발생합니다. 이러한 상황에서 약물을 최소화하면서도 중성지방을 효과적으로 관리할 수 있는 방법을 찾는 것이 중요합니다. 이 장에서는 중성지방을 낮추는 식단과 영양소에 대해 구체적으로 알려드리고자 합니다.

1) 중성지방: 에너지 저장고의 역설

중성지방(Triglyceride)은 우리가 섭취한 탄수화물, 지방, 단백질이 사용되고 남은 잉여 에너지를 저장하는 형태의 지방입니다. 이는 간에서 합성되거나 장에서 흡수되어 혈액을 통해 전신으로 운반됩니다. 정상 수치는 150mg/dL 미만이지만, 200mg/dL 이상이면 주의가 필요하며, 특히 500mg/dL를 넘으면 췌장염 위험이 크게 증가합니다.

고중성지방혈증은 대부분 초기 증상이 없어 방치되기 쉽지만, 만성적인 피로감이나 가슴이 답답한 느낌, 복부 비만 및 내장지방 증가, 심지어 각막 주변에 하얀 테(각막환)가 나타나기도 합니다.

가장 중요한 문제는 최신 연구들에서 중성지방이 단순히 '저밀도 콜레스테롤(**LDL**)의 조력자'가 아니라, 그 자체로 독립적이고 강력한 동맥경화 유발 인자임이 증명되고 있다는 것입니다. 심지어 일부 연구에서는 특정 조건에서 저밀도 지단백(**low-density lipoprotein, LDL**)보다 더 위험할 수 있다고 경고합니다. 우리가 혈액 검사에서 측정하는 '중성지방 수치'는 그 자체로 혈관 벽에 쌓이는 것이 아닙니다.

진짜 범인은 '중성지방이 풍부한 지단백(**Triglyceride-Rich Lipoproteins, TRLs**)'과 이것이 대사되고 남은 '잔여 콜레스테롤(**Remnant cholesterol**)' 입니다.

중성지방 수치가 높다는 것은 '잔여 콜레스테롤'이라는 매우 공격적인 입자가 많다는 증거입니다. 이 잔여 콜레스테롤은 **LDL**처럼 혈관벽에 침투하여 동맥경화(플라크)의 재료가 됩니다. 더 위험한 것은, 이 입자들이 **LDL**보다 강력한 염증 반응을 유발하여 혈관 내피세포를 손상시키고 장기적으로는 동맥경화를 가속화하여 심근경색이나 뇌졸중과 같은 치명적인 질환을 유발한다는 것입니다.

간혹 고중성지방혈증을 보이는 환자들 중에는 가족성 고중성지방혈증(**Familial Hypertriglyceridemia, FHTG**)이라는 유전적인 질환이 있는 경우가 있습니다. 식이 조절을 해도 중성지방이 500**mg/dL** 이상 올라가는데 유전적인 문제(상염색체 우성)로 중성지방이 과도하게 생성되는 병입니다. 따라서 반드시 약물 치료가 동반되어야 합니다.

2) 중성지방 관리를 위한 생활 습관 관리

체중 감소, 정제 탄수화물 줄이기, 지중해식 식사, 규칙적 운동, 절주 및 금연은 중성지방, 잔여 콜레스테롤(**Remnant cholesterol**), **non-HDL-C** 감소에 효과가 있습니다.

* Non-HDL-C(non-HDL 콜레스테롤) = 총콜레스테롤 - HDL 콜레스테롤
(LDL뿐 아니라 모든 ApoB를 포함한 유해 콜레스테롤을 총괄하는 개념)

권장 사항 6가지

체중 조절
: 체중을 5~10% 감량 시 중성지방과 잔여 콜레스테롤이 유의하게 감소합니다. 내장지방 감소가 대사 개선에 중요합니다.

탄수화물 조절
: 정제 탄수화물(흰 빵, 설탕 음료, 가공식품) 섭취를 줄이면 중성지방과 잔여 콜레스테롤 감소에 도움이 됩니다. 전체 칼로리 제한 역시 중요합니다.

식사 패턴
: 지중해식(올리브유, 견과류, 생선, 채소, 과일 위주)은 혈중 지질, 염증 수

치 개선에 유리합니다. 포화지방 섭취는 줄이고, 오메가-3 지방산(생선) 섭취를 권장합니다.

운동
: 주당 최소 150분 중등도 유산소 또는 75분 고강도 유산소, 그리고 근력운동을 병행할 것을 권장합니다. 운동은 고밀도 지단백 (**high-density lipoproteine, HDL**) 상승과 중성지방 감소에 기여합니다.

절주
: 과음은 중성지방 상승을 유발하므로 제한할 것을 권장합니다.

금연
: **HDL** 개선, 염증 감소, 전반적 심혈관 위험을 감소시키는 효과가 있습니다.

3) 현명한 식단 전략 3가지

식이요법은 중성지방 관리에 가장 근본적이고 중요한 방법입니다.

오메가-3 지방산

고등어, 연어, 꽁치 등 등푸른 생선에 풍부한 오메가-3는 중성지방을 낮추는 데 가장 효과적인 영양소 중 하나입니다. 오메가-3의 주요 성분인 **EPA**(**Eicosapentaenoic Acid**)와 **DHA**(**Docosahexaenoic Acid**)는 간에서 중성지방의 합성을 억제하고 혈중 중성지방의 분해를 촉진합니다. 미국 심장협회(AHA)는 고중성지방혈증 환자에게 오메가-3 보충제 섭취를 권고할 만큼 과학적 근거가 명확합니다.

수용성 식이섬유

수용성 식이섬유는 물에 녹아 젤 형태로 변하며, 소장에서 지방과 콜레스테롤의 흡수를 방해합니다. 이는 간접적으로 중성지방 수치를 낮추는 데 도움을 줍니다. 보리, 귀리, 콩류, 사과 등에 풍부하며, 점진적으로 섭취량을 늘리는 것이 중요합니다.

베리류와 올리브유

블루베리, 아로니아, 오디 등 베리류에 함유된 안토시아닌은 강력한 항산화 작용을 통해 혈관 염증을 줄이고 지질 대사를 개선합니다. 또한, 올리브유나 아보카도에 많은 단일불포화지방산은 포화지방 섭취를 줄이고 건강한 지방을 공급하여 중성지방 관리에 이점을 제공합니다.

4) 약물을 보조하는 영양소의 힘

특정 영양소는 중성지방 수치를 낮추는 데 약물에 버금가는 효과를 보일 수 있습니다.

나이아신(Niacin, 비타민 B3)

나이아신은 중성지방 감소에 가장 효과적인 비타민으로 알려져 있습니다.

고용량(일반적으로 하루 1~3**g**)을 섭취하면 간에서 중성지방을 생성하는 과정인 **VLDL**(초저밀도지단백) 합성을 억제하여 중성지방을 20~50%까지 감소시킬 수 있습니다. 하지만 홍조(**Flushing**)와 같은 부작용이 흔하게 발생하며, 간 기능과 혈당에 영향을 줄 수 있으므로 반드시 의사의 처방과 감독하에 복용해야 합니다.

오메가-3 지방산 보충제, 주의할 점

음식만으로 충분한 오메가-3를 섭취하기 어렵다면 고순도 오메가-3 보충제를 고려할 수 있습니다. 2019년 **FDA**는 특정 오메가-3 제제를 중성지방 500**mg/dL** 이상인 환자에게 처방하도록 승인했습니다. 하루 2~4**g**의 **EPA**+**DHA** 또는 **EPA** 단독 제제를 권장합니다.

단, 중성지방이 높고 심혈관 위험이 높은 환자군에서 고용량(4**g**) 복용 시 부정맥(심방세동) 발생 위험을 약 0.9~1%가량 높이는 것으로 보고되었습니다. 따라서 반드시 전문가와 상의가 필요합니다.

5) 종합적 접근의 중요성

어떤 영양소나 보충제도 올바른 생활 습관을 대체할 수는 없습니다. 규칙적인 유산소 운동, 적정 체중 유지, 그리고 절주와 금연이 중성지방 관리의 가장 기본입니다. 약물 복용에 어려움이 있더라도, 이 세 가지를 철저히 실천하고 위에서 언급한 영양소를 섭취하면 중성지방 수치를 효과적으로 관리할 수 있습니다.

또한, 중성지방 수치가 500**mg/dL** 이상일 경우에는 반드시 전문가와 상담하여 가족성 고중성지방혈증 여부를 확인하고, 맞춤형 치료 계획을 수립해야 합니다.

4. 신진대사를 깨우는, 갑상선 기능저하증 맞춤 관리

40대 이상, 특히 여성에게서 흔히 진단되는 갑상선 기능저하증은 초기 증상이 모호하여 단순 피로나 스트레스로 오인하기 쉽습니다. 하지만 이를 방치하면 만성적인 피로, 체중 증가, 탈모, 심지어 심혈관 질환까지 이어질 수 있습니다.

갑상선 기능 저하증을 제대로 관리하지 않으면 얼마나 큰일이 날 수 있는지 보여주는 사례가 있었습니다. 울릉도 북면 보건지소에서 공중 보건의로 근무할 때 있었던 일입니다. 한 여성분이 무기력하고 몸이 붓는다고 방문하여 과거력을 알아보니 갑상선 기능 저하증 진단을 받고 약을 먹다가 복용을 중단한지 1년 이상 지났다고 했습니다. 그래서 갑상선 기능 저하증으로 인한 증상으로 보고 검사가 가능한 울릉군 의료원 내과로 가서 혈액 검사 및 약물을 처방받도록 전원하였습니다. 당일 의료원을 방문하여 입원해서 경과를 보던 중 밤에 갑자기 심정지가 왔었는데 다행히 빨리 발견되어 응급조치를 받고 회복되었다는 소식을 들었습니다. 갑상선 기능 저하증의 가장 심각한 부작용인 점액수종 혼수가 발생했던 것입니다.

* 점액수종 혼수(Myxoedema coma)
갑상선 기능저하증이 매우 심하여 저체온 및 저혈압을 동반하는 혼수 상태에 빠지는 것

이 장에서는 갑상선 기능 저하증의 정확한 진단부터 약물 치료와 병행하면 좋은 생활 습관 및 영양 관리법까지, 체계적으로 알아보겠습니다.

1) 갑상선 기능 저하증, 왜 발생할까?

갑상선은 우리 몸의 대사를 조절하는 중요한 호르몬을 만듭니다.

이 호르몬 생산 과정은 뇌하수체에서 분비되는 갑상선자극호르몬(**Thyroid stimulating hormone**, **TSH**)의 신호에 따라 이루어지며, 요오드가 필수적인 역할을 합니다.

갑상선 기능 저하증의 가장 흔한 원인은 하시모토 갑상선염이라는 자가면역질환입니다. 우리 몸의 면역체계가 갑상선 조직을 적으로 인식하고 공격해 염증을 유발하고, 이로 인해 호르몬 생산 능력이 점차 저하되는 것입니다. 그 외에도 요오드 결핍 또는 과잉, 갑상선 수술이나 방사선 치료의 후유증, 그리고 특정 영양소의 결핍이 원인이 될 수 있습니다.

2) 스스로 확인하는 갑상선 기능 저하증 증상

아래의 자가 진단 체크리스트를 통해 자신의 증상을 점검해 보세요.

그러나, 반드시 전문의의 진료가 필요합니다.

대사 관련 증상

식욕 감소에도 불구하고 체중이 증가하고, 극심한 피로감과 추위를 탑니다. 또한 땀이 현저히 줄어들 수도 있습니다.

피부, 모발 변화

피부가 거칠고 건조해지며, 머리카락이 얇아지고 탈모가 증가합니다. 눈썹 바깥쪽이 빠지는 것은 특징적인 증상 중 하나입니다.

정신적 증상

기억력과 집중력이 떨어지고, 우울감과 무기력함을 느낍니다.
말의 속도가 느려지고 반응이 둔해지기도 합니다.

3) 생활 속에서 실천하는 갑상선 호르몬 복용법
갑상선 호르몬제(예: 레보티록신)를 복용하는 경우, 약물의 효과를 극대화하기 위해 올바른 복용법을 지키는 것이 매우 중요합니다.

공복 시 복용

기상 직후 충분한 물과 함께 복용합니다. 음식물과 함께 복용하면 약물의 흡수율이 현저히 감소합니다.

시간 간격 준수

칼슘, 철분제, 제산제 등 다른 약물이나 영양제는 호르몬제와 최소 4시간 간격을 두고 복용해야 합니다.

4) 갑상선 건강에 도움이 되는 영양 관리

권장 영양소

요오드

: 갑상선 호르몬의 핵심 구성 성분입니다. 해조류(김, 미역)나 해산물에 풍부합니다.

셀레늄

: 갑상선 호르몬인 **T4**를 활성형인 **T3**로 전환하는 효소의 필수 성분입니다. 브라질너트, 참치, 계란에 많습니다. 2018년 《**Nutrients**》 저널에 실린 연구는 셀레늄 보충이 갑상선 기능저하증 환자의 갑상선 과산화효소(**thyroid peroxidase, TPO**) 항체 수치를 낮추는 데 도움이 된다고 보고했습니다.

아연

: 갑상선 호르몬 합성 및 **TSH** 조절에 필요합니다. 굴, 소고기, 호박씨 등에 풍부합니다.

비타민 **D3**

: 면역 시스템을 조절하고 자가면역 반응을 억제하는 데 도움이 됩니다.

오메가-3
: 갑상선 조직의 염증을 억제하고 호르몬 민감도를 향상시킵니다.

프로바이오틱스
: 장-갑상선 축(**gut-thyroid axis**)을 개선하여 영양소 흡수율을 높이고 염증 반응을 줄이는 데 기여합니다. 2020년 한 임상 연구는 프로바이오틱스 복용이 **TSH** 수치와 피로도 개선에 도움이 된다고 밝혔습니다.

제한해야 할 식품

글루텐
: 하시모토 갑상선염 환자의 경우 글루텐이 자가면역 반응을 악화시킬 수 있습니다.

고이트로겐(**Goitrogen**)
: 양배추, 브로콜리 등 십자화과 채소에 함유된 고이트로겐은 과량 섭취 시 갑상선 기능을 억제할 수 있습니다. 하지만 충분히 익혀서 섭취하면 문제는 없습니다.

5) 규칙적인 운동과 스트레스 관리
운동은 갑상선 호르몬 부족으로 저하된 기초대사율을 높이고, 체중 증가를 막아주며, 우울감과 무기력감을 완화하는 데 효과적입니다. 주 150분 이상의 유산소 운동(걷기, 조깅, 수영 등)과 주 2~3회의 근력 운동을 병행하는 것이 좋습니다. 또한, 만성적인 스트레스는 갑상선 기능에 부정적인 영향을 미치므로, 충분한 수면과 명상, 취미 활동 등으로 스트레스를 관리하는 것이 중요합니다. 단, 갑상선 호르몬제를 복용하는 것이 전제되어야 합니다. 그렇지 않으면 운동이나 여러 가지 활동은 오히려 체력을 소진 시키고 대사기능에 부담을 줍니다.

6) 전문가와 함께하는 맞춤형 관리

갑상선 기능저하증은 조기 발견과 적절한 관리를 통해 충분히 정상적인 생활이 가능합니다. 하지만 자가 진단이나 영양제만으로는 한계가 있습니다. **TSH**, **Free T3**, **Free T4**, **reverse T3** 등 혈액 검사를 통한 정확한 진단과 개인별 맞춤 치료 계획을 위해 반드시 전문의와 상담하는 것이 중요합니다.

5. 활기찬 중년을 위한 영양 설계, 남성 갱년기 관리

남성에게도 갱년기가 있다는 사실은 이제 더 이상 낯설지 않습니다. 나이가 들면서 테스토스테론 수치가 점차 감소하며, 이는 피로감, 근육량 감소, 성욕 저하, 우울감 등 다양한 신체적, 정신적 변화를 초래합니다. 특히 40대 이후 남성들은 이러한 변화를 겪으면서 삶의 활력을 잃고, 심지어는 자존감까지 낮아지는 경우가 많습니다. 이 장에서는 남성 갱년기의 근본 원인을 이해하고, 약물 치료와 더불어 생활 습관 개선 및 영양 관리를 통해 활력을 되찾는 방법에 대해 과학적 근거를 바탕으로 알아보겠습니다.

1) 남성 갱년기, 왜 발생할까요?

남성 갱년기의 가장 큰 원인은 테스토스테론이라는 남성 호르몬의 감소입니다. 테스토스테론은 단순히 성적인 기능에만 관여하는 것이 아니라, 근육량, 골밀도, 지방 분포, 적혈구 생성, 그리고 심리적 안정까지 우리 몸의 전반적인 기능을 조절하는 중요한 역할을 합니다. 30대 중반부터 매년 약 1%씩 감소하며, 스트레스, 비만, 수면 부족, 만성질환 등 여러 요인에 의해 그 속도가 더욱 빨라질 수 있습니다.

2) 남성 갱년기 증상 자가 점검

아래의 증상 중에서 5가지 이상에 해당된다면, 남성 갱년기를 의심하고 전문가와 상담해 보는 것이 좋습니다.

√ 신체적 증상

성욕 감퇴 및 발기부전

근육량 감소 및 체지방 증가(특히 복부)

만성적인 피로감과 기력 저하

안면 홍조, 땀 과다 분비

탈모 및 체모 감소

√ 정신적 증상

집중력 및 기억력 저하

불안감, 짜증, 우울감

무기력함 및 의욕 상실

수면 장애 (불면증)

3) 남성 갱년기 관리를 위한 영양소

약물 치료와 병행하면 시너지 효과를 낼 수 있는, 과학적으로 입증된 영양소들을 소개합니다.

아연(Zinc): 테스토스테론의 파트너

아연은 테스토스테론 합성에 필수적인 미네랄입니다. 아연이 부족하면 테스토스테론 수치가 감소할 수 있으며, 특히 남성에게는 생식 기능과 전반적인 활력에 중요한 역할을 합니다. 2021년 '국제 생식의학 저널(International Journal of Reproductive Medicine)'에 발표된 연구는 아연 보충이 테스토스테론 수치와 남성 생식능력에 긍정적인 영향을 미친다고 보고했습니다.

√ 함유 식품

굴, 소고기, 씨앗류, 콩 등

비타민 D: 남성 호르몬의 촉진제

비타민 D는 뼈 건강뿐 아니라, 남성 호르몬 생성에도 중요한 역할을 합니다. 2022년 한 메타분석 연구는 비타민 D 보충이 테스토스테론 수치를 높이는 데 유의미한 효과가 있음을 보여주었습니다.

보충 방법

: 햇볕에 하루 15~20분 노출하거나,

보충제(일반적으로 매일 2,000~4,000IU)를 통해 섭취할 수 있습니다.

오메가-3 지방산: 염증 관리와 심혈관 건강

만성 염증은 남성 호르몬 감소와 관련이 있습니다. 오메가-3는 강력한 항염증 작용을 통해 테스토스테론 수치를 간접적으로 보호하고, 심혈관 질환 위험을 낮추는 데 도움을 줍니다.

√ 함유 식품

연어, 고등어, 참치, 아마씨 등

4) 남성 갱년기 관리를 위한 생활 습관

근력 운동

근력 운동은 테스토스테론 분비를 촉진하는 가장 효과적인 방법 중 하나입니다. 특히 하체와 같이 큰 근육을 사용하는 스쿼트나 데드리프트는 호르몬 분비를 극대화합니다. 주 2~3회, 30분 이상의 꾸준한 근력 운동을 통해 근육량을 유지하고 호르몬 균형을 되찾아야 합니다.

충분한 수면

테스토스테론은 주로 밤에 깊은 수면 단계에서 분비됩니다. 수면 부족은 테스토스테론 수치를 현저히 감소시키므로, 하루 7~8시간의 양질의 수면을 확보하는 것이 매우 중요합니다.

스트레스 관리

만성 스트레스는 코르티솔(**cortisol**) 호르몬 분비를 증가시키고, 이는 테스토스테론 생성을 억제합니다. 명상, 요가, 취미 생활 등을 통해 스트레스를 해소하고, 심리적 안정감을 유지하는 것이 필수적입니다.

5) 전문가와 함께하는 맞춤형 관리

남성 갱년기 증상이 의심된다면, 우선 혈액 검사를 통해 테스토스테론 수치를 확인하는 것이 중요합니다. 단순히 보충제에 의존하기보다는, 증상의 근본 원인을 파악하고 개인별 맞춤 치료 계획을 수립해야 합니다. 남성 갱년기는 적극적인 관리와 노력을 통해 충분히 극복할 수 있는 자연스러운 과정입니다.

6. 편안하고 아름다운 중년, 여성 갱년기 영양 가이드

진료실에서 관절통, 피로, 수면 장애, 가슴 두근거림, 우울감 등 다양한 증상을 호소하는 여성들을 만날 때, 단순한 증상 치료를 넘어 나이와 월경 주기, 생리양 등을 확인합니다. 많은 경우에, 이러한 증상들이 여성 갱년기로 인한 호르몬 불균형에서 비롯되었음을 알게 됩니다. 갱년기는 모든 여성이 겪는 자연스러운 생리적 변화이지만, 삶의 질을 현저히 떨어뜨릴 수 있는 다양한 증상을 동반합니다. 어떤 경우에는 정신건강의학과를 방문하여 약물을 복용하기도 합니다. 하지만 간단한 약물 또는 적절한 영양 관리 및 생활 습관 개선을 통해 이러한 증상들을 효과적으로 조절할 수 있습니다.

1) 여성 갱년기, 왜 발생할까요?

갱년기는 난소 기능이 저하되면서 월경이 완전히 중단되는 폐경을 전후한 시기를 말합니다. 보통 40대 중반에서 50대 초반에 시작되며, 이 시기에는 여성호르몬인 에스트로겐과 프로게스테론의 분비가 급격히 줄어듭니다. 에스트로겐은 단순히 생식 기능에만 관여하는 것이 아니라, 심혈관계, 뼈, 피부, 중추신경계 등 전신에 영향을 미칩니다. 따라서 에스트로겐 감소는 안면 홍조, 관절통, 우울감, 골밀도 저하 등 다양한 증상을 유발합니다.

2) 여성 갱년기 관리의 핵심 영양소

갱년기 증상 완화와 노후 건강을 위해서는 특정 영양소를 충분히 섭취하는 것이 중요합니다.

식물성 에스트로겐: 이소플라본과 리그난

식물성 에스트로겐은 체내 에스트로겐과 유사한 구조와 작용을 하여 갱년기 증상 완화에 도움을 줍니다. 특히 콩에 풍부한 이소플라본과 아마씨에 많은 리그난이 대표적입니다. 2023년 한 메타분석 연구는 이소플라본 보충이 안면홍조와 야간 발한 횟수를 유의미하게 감소시킨다고 보고했습니다. 석류에도 천연 에스트로겐 성분이 풍부하여 호르몬 균형 유지에 도움을 줄 수 있습니다.

뼈 건강을 위한 영양소: 칼슘, 비타민 D, 비타민 K2

폐경 후 첫 10년간 골밀도가 급격히 감소하며 골다공증 위험이 크게 높아집니다. 뼈 건강의 기본은 칼슘과 비타민 D입니다. 비타민 D는 칼슘 흡수를 돕는 필수 영양소입니다. 여기에 비타민 K2를 함께 섭취하면 더욱 효과적입니다. 비타민 K2는 혈액 속 칼슘이 뼈로 효과적으로 이동하도록 돕고, 동맥에 칼슘이 쌓이는 것을 막아줍니다.

√ 함유 식품

칼슘: 우유, 요구르트, 치즈, 뼈째 먹는 생선
비타민 D: 햇볕, 연어, 계란 노른자, 버섯
비타민 K2: 발효식품(낫또), 녹색 채소

오메가-3 지방산과 항산화 영양소

갱년기 여성은 심혈관 질환 위험이 증가하므로, 염증을 줄이고 혈관 건강을 보호하는 오메가-3 섭취가 중요합니다. 또한, 토마토에 풍부한 라이코펜과 베리류에 많은 안토시아닌 등 항산화 영양소는 산화 스트레스를 감소시켜 갱년기 증상 완화와 노화 방지에 도움을 줍니다. 2020년에 발표된 한 연구는 라이코펜 섭취가 갱년기 여성의 산화 스트레스와 염증 수치를 낮춘다고 보고했습니다.

3) 생활 습관 개선을 통한 관리

균형 잡힌 식단

지중해식 식단은 갱년기 여성의 건강에 긍정적인 영향을 미칩니다. 올리브유, 견과류, 신선한 채소와 과일, 생선 위주의 식단은 체중 관리와 심혈관 건강에 도움을 줍니다.

규칙적인 운동

유산소 운동은 심폐 기능을 강화하고 기분 전환에 도움을 주며, 근력 운동은 근육량과 골밀도 유지에 필수적입니다. 규칙적인 운동은 갱년기 증상 중 하나인 우울감과 불안감을 완화하는 데도 효과적입니다.

수면과 스트레스 관리

불면증은 갱년기의 흔한 증상입니다. 수면 위생을 개선하고 명상, 기도, 요가 및 서로 선한 영향력을 줄 수 있는 사람들과의 대인 관계를 유지함으로써 스트레스를 관리하고 삶의 활력을 유지하는 것이 중요합니다.

4) 전문가와 함께하는 맞춤형 관리

갱년기 증상이 심하다면, 호르몬 대체요법을 고려할 수 있습니다. 이는 증상 완화에 가장 효과적인 방법이지만, 개인의 건강 상태와 위험 요소를 고려하여 전문의와 충분히 상담 후 결정해야 합니다. 또한, 식품만으로 부족할 수 있는 영양소는 보충제를 통해 보충할 수 있지만, 복용 전 반드시 전문가와 상담하여 자신에게 맞는 제품을 선택해야 합니다.

갱년기는 인생의 한 단계이며, 이 시기를 어떻게 보내느냐에 따라 남은 삶의 건강이 결정됩니다.

7. 튼튼한 뼈를 위한, 골다공증 예방과 관리

나이가 들수록 뼈가 약해지는 것은 자연스러운 현상입니다. 하지만 적절한 관리가 이루어지지 않으면 골다공증으로 발전하여 가벼운 충격에도 골절이 발생할 수 있습니다. 특히 40대 이후에는 뼈의 파괴 속도가 생성 속도보다 빨라지고, 노년에는 삶의 질을 극적으로 떨어뜨리는 골절 발생 확률이 높아지므로 적극적인 예방과 관리가 필수적입니다. 이 장에서는 뼈를 튼튼하게 만드는 핵심 영양소와 생활 습관에 대해 알아보겠습니다.

1) 골다공증, 침묵의 뼈 도둑

골다공증은 뼈의 강도가 약해져 골절이 쉽게 일어나는 질환입니다. 초기에는 특별한 증상이 없어 '침묵의 질병'이라고도 불립니다. 뼈의 미세 구조가 점진적으로 약해지기 때문에, 넘어지거나 가벼운 충격에도 손목, 척추, 고관절, 발목 등이 부러질 수 있습니다. 특히 고관절 골절은 노년층의 삶의 질을 심각하게 떨어뜨리고 사망률을 높이는 원인이 됩니다.

2) 뼈 건강을 위한 핵심 영양소

뼈는 끊임없이 파괴되고 새로 만들어지는 역동적인 조직입니다. 이 과정에는 다양한 영양소가 필요합니다.

칼슘과 비타민 D: 뼈의 기본 건축 자재

칼슘은 뼈를 구성하는 가장 중요한 미네랄이며, 비타민 D는 칼슘이 장에서 잘 흡수되도록 돕는 역할을 합니다. 비타민 D가 부족하면 아무리 칼슘을 많이 섭취해도 흡수율이 떨어집니다. 대한골대사학회는 성인에게 하루 800~1,000mg의 칼슘과 800IU 이상의 비타민 D 섭취를 권장합니다.

√ 함유 식품

유제품, 뼈째 먹는 생선, 녹색 채소(칼슘), 햇볕, 연어, 버섯, 계란 노른자(비타민 D)

비타민 K2: 칼슘을 뼈로 보내는 길잡이

최근 연구들은 비타민 K2의 중요성을 강조하고 있습니다.

비타민 K2(MK-7)는 오스테오칼신이라는 단백질을 활성화시켜 칼슘이 뼈에 효과적으로 결합하도록 돕고, 또한 매트릭스 GLa 단백질(Matrix Gla Protein, MGP)을 활성화시켜 혈관이나 연조직에 칼슘이 쌓이는 것을 막아줍니다. 이는 골다공증뿐만 아니라 혈관 석회화로 인한 심혈관 질환 예방에도 도움이 됩니다. 2023년 발표된 한 논문은 비타민 K2가 골밀도 감소를 줄이고 골절 위험을 낮추는 데 긍정적인 영향을 미친다고 보고했습니다.

√ 함유 식품

낫토와 같은 발효식품, 치즈, 달걀노른자, 소고기

마그네슘과 단백질

마그네슘은 뼈를 구성하는 미네랄 중 하나로, 뼈의 구조를 단단하게 만들고 비타민 D의 활성화를 돕습니다. 또한 단백질은 뼈의 기질을 형성하는 콜라겐의 주성분이며, 충분히 섭취하지 않으면 뼈의 약화를 초래할 수 있습니다.

3) 뼈를 위한 생활 습관

영양소 섭취와 더불어 다음과 같은 생활 습관을 병행할 때 골다공증 예방 효과를 극대화할 수 있습니다.

체중 부하 운동

걷기, 조깅, 계단 오르기, 근력 운동과 같이 자신의 체중을 이용하는 운동은 뼈에 적절한 자극을 주어 뼈의 밀도를 높이는 데 효과적입니다. 이러한 운동은 뼈와 근육을 강화하여 낙상 위험도 줄여줍니다.

햇볕 쬐기

우리 몸은 햇볕을 통해 비타민 D를 합성합니다. 하루 15~20분 정도 팔, 다리 등 노출된 피부에 햇볕을 쬐는 것이 비타민 D를 얻는 데 도움이 됩니다.

4) 전문가와 함께하는 맞춤형 관리

골다공증은 조기 발견과 꾸준한 관리가 중요한 질환입니다. 특히 폐경 후 여성은 정기적인 골밀도 검사를 통해 자신의 뼈 상태를 확인하고, 필요한 경우 약물 치료를 병행해야 합니다. 보충제 섭취 전에는 반드시 전문가와 상담하여 자신에게 맞는 영양소의 종류와 용량을 결정하는 것이 안전합니다.

건강한 뼈는 활기찬 노년을 위한 가장 든든한 기반입니다. 오늘부터라도 뼈 건강을 위한 작은 습관을 시작해 보세요.

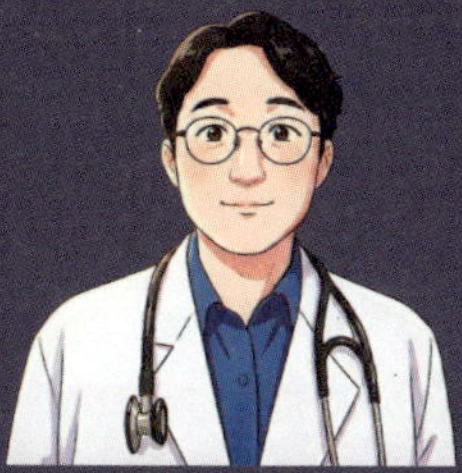

Health Planning

14장.
건강을 완성하는 마지막 퍼즐. 마음가짐의 재정립

현대의학은 눈부신 발전을 거듭해 왔습니다. 하지만 아무리 뛰어난 치료 기술과 약물도 환자가 스스로의 마음가짐을 바꾸지 않으면 온전한 효과를 발휘하기 어렵습니다. 저는 진료실에서 수많은 환자를 만나며 질병을 대하는 태도가 곧 그 사람의 건강과 삶의 질을 결정짓는다는 것을 수도 없이 목격했습니다. 질병을 자신의 일부로 여기고 관리할 대상으로 받아들이는 사람과, 질병에 끌려다니며 절망하는 사람의 삶은 너무나도 다릅니다.

이 장에서는 마음과 몸이 어떻게 긴밀하게 연결되어 있는지, 그리고 긍정적인 마음가짐이 우리의 건강에 어떤 놀라운 변화를 가져올 수 있는가에 관해서 이야기하고자 합니다.

1. 마음과 몸의 연결: 과학적 증거

오랫동안 마음과 몸은 별개의 것으로 여겨져 왔습니다. 하지만 이제 과학은 이 둘이 분리될 수 없는 관계임을 명확히 증명하고 있습니다. 정신신경면역학(**Psychoneuroimmunology**)이라는 학문은 우리의 생각, 감정, 스트레스가 신경계, 내분비계, 면역계에 직접적인 영향을 미친다는 것을 밝혀냈습니다.

스트레스와 면역력

몇 년 전에 70대 어르신이 몸이 좋지 않다고 내원하였습니다. 약간의 미열과 몸살 기운이 반복되는 증상이 있어 염증 검사를 했는데 수치가 높게 나왔습니다. 그래서 원인 검사를 위해 상급 병원으로 전원하였는데, 간 및 복강 내 임파선 전이를 동반한 위암 말기로 판정되어 수술은 불가능하고 항암 치료를 하고 있다는 연락을 받았습니다. 그분의 특이점은 2가지입니다. 한가지는 2년 전 위내시경 및 복부 **CT**에서 아무런 문제가 없다는 것입니다. 그리고 다른 하나는, 가족사의 문제로 몇 년 동안 엄청난 스트레스를 받아 왔다는 것입니다.

만성적인 스트레스는 코르티솔(**Cortisol**)과 같은 스트레스 호르몬 분비를 증가시킵니다. 이 호르몬은 염증 반응을 촉진하고 면역 시스템을 약화시켜 우리 몸이 질병에 취약한 상태가 되도록 만듭니다. 2016년에 발표된 연구는 만성 스트레스가 염증을 유발하여 암세포의 성장을 촉진할 수 있다고 보고했습니다.

긍정적 감정과 건강

반대로 감사, 기쁨과 같은 긍정적인 감정은 심박수를 안정시키고, 혈압을 낮추며, 부교감신경계를 활성화해 우리 몸을 편안하고 안정된 상태로 유도합니다. 2023년 한 연구는 규칙적인 감사 습관이 스트레스 호르몬 수치를 낮추고, 수면의 질을 개선하며, 혈압을 안정시키는 데 도움이 된다는 것을 확인했습니다.

2. 마음의 힘으로 질병을 관리하는 법

외부의 환경 변화에 동요하지 않는 확고한 자아 정체성을 확립하는 것이야말로 멘탈 헬스(**Mental Health**) 관리의 기초가 됩니다. 나는 어떤 존재이고, 삶의 목적이 무엇인지에 대한 해답을 안다면, 우리는 삶의 문제에 끌려다니는 것이 아니라, 그 문제들을 헤쳐나갈 힘을 얻게 될 것입니다.

질병을 대하는 태도

질병은 내가 누구인지를 규정하는 잣대가 아닙니다. 질병을 인생의 한 부분으로 받아들이고, 스스로 관리해야 할 대상으로 여기는 순간, 우리는 질병의 노예가 아닌 주인이 될 수 있습니다. 이는 단순히 "긍정적인 생각"을 강요하는 것이 아니라, 질병이 내 삶에 주어진 이유와 의미를 찾아보려는 능동적인 태도입니다.

희망과 믿음의 힘

하루는 교회 집사님이 진료 중에 자기 어머니의 삶에 관한 이야기를 한 적이 있습니다. "70대인 어머니께서 갑작스럽게 말기 암 선고를 받고 죽음이 눈앞에 닥쳤음에도 "하나님 감사합니다"라고 고백하며 웃음을 잃지 않고 병원 생활을 하자, 같은 병실에 있던 암 환자들이 어떻게 죽음을 눈앞에 두고 그럴 수 있는지, 도대체 당신이 믿는 종교가 무엇이냐며 물어 왔다"는 것입니다. 그분은 종교적 믿음을 통해 죽음이라는 거대한 공포를 초월했습니다. 의학적으로도 종교적 신념이나 강한 희망을 가진 환자들이 질병을 더 잘 극복하고, 삶의 질이 높다는 연구 결과들이 많이 보고되고 있습니다.

3. 건강을 위한 마음 관리 실천법

마음 챙김(Mindfulness)과 명상

매일 10~15분씩 조용히 앉아 호흡에 집중하는 것만으로도 불안한 마음을 진정시키고 스트레스 반응을 조절할 수 있습니다. 이는 교감신경의 과도한 흥분을 가라앉히고, 부교감신경을 활성화해 몸과 마음을 이완시킵니다.

자기 사랑

과거의 아픔이나 자신에 대한 부정적인 감정은 우리 몸의 자율신경계를 교란시켜 비특이적인 다양한 증상을 발생시키고, 이차적으로 만성적인 염증 반응을 유발할 수 있습니다. 따라서 자신의 얼마나 소중한 사람인가에 대한 존재 가치를 인식하고, 자신의 모습을 있는 그대로 사랑하는 마음을 갖는 것이 치유의 첫걸음입니다.

삶의 목적(사명) 재정립

우리는 무엇을 위해 살아가고 있습니까? 돈, 사회적 지위, 성공과 같이 결국에는 사라질 것에만 초점을 맞추면 삶은 허무해지기 마련입니다. 나에게 주어진 삶의 의미와 목적을 재정립할 때, 우리는 어떤 어려움 속에서도 흔들리지 않는 굳건한 내면의 힘을 얻을 수 있습니다.

감사 일기

매일 잠자리에 들기 전, 오늘 하루 감사했던 일 세 가지를 적어보세요. 거창한 일이 아니어도 괜찮습니다. 따뜻한 햇살, 맛있는 음식, 좋은 사람과의 대화, 다른 사람이 그렇게도 소원하던 오늘이라는 시간을 살아갈 수 있는 기회를 가진 것 등 작은 것에 감사하는 습관은 우리 정신과 몸을 긍정적인 방향으로 재설정하는 강력한 훈련과 원동력이 됩니다.

질병에 끌려다니는 삶을 살 것인가, 아니면 인생의 한 부분으로 보고 관리하며 기쁨과 행복을 누릴 것인가? 이것은 당신의 선택에 달렸습니다. 우리는 질병의 증상에만 초점을 맞추는 것을 넘어, 삶의 목적과 마음가짐을 재정립함으로써 온전한 건강을 이룰 수 있습니다. 건강을 완성하는 시작이자 마지막 퍼즐인 마음 관리를 통하여, 오늘 하루도 감사와 기쁨 그리고 사랑이 넘치는 삶을 살아가시길 소망합니다.

4부.
현대인의 만성질환.
숨겨진 세 가지 뿌리

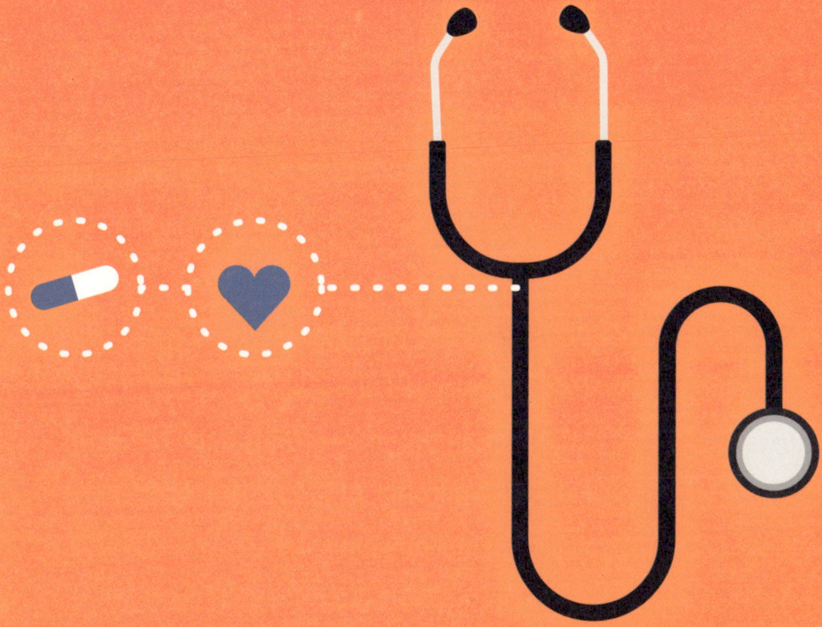

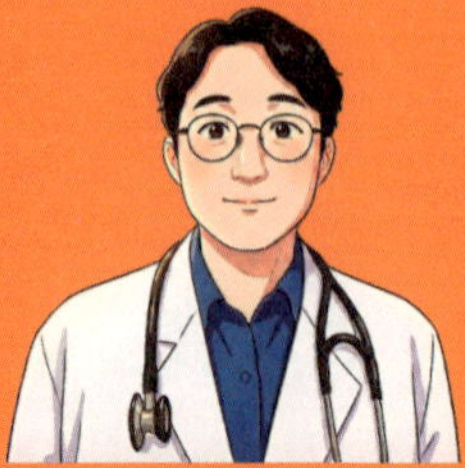

Health Planning

15장.
아무리 쉬어도 피곤한 이유, 만성피로 증후군의 실체

"자고 일어나도 피곤하고, 뭘 해도 힘이 없습니다. 혹시 몸에 큰 병이 생긴 건 아닐까요?"

위의 내용은 진료실을 찾아오는 환자들이 많이 호소하는 증상 중의 하나입니다. 일상적인 피로가 아닌, 아무리 쉬어도 회복되지 않는 극심한 무기력감은 단순히 잠이 부족해서 생기는 문제가 아닙니다. 이는 의학적으로 만성피로 증후군(**Chronic Fatigue Syndrome**, **CFS**)으로 불리며, 최근에는 근육통성 뇌척수염(**Myalgic Encephalomyelitis**, **ME**)으로 더 정확하게 진단하려는 움직임이 있습니다. 단순한 피로를 넘어 우리 몸의 복잡한 시스템에 문제가 생겼다는 명확한 경고 신호인 것입니다.

* 근육통성 뇌척수염(Myalgic Encephalomyelitis, ME)
만성피로 증후군(Chronic Fatigue Syndrome, CFS)과 동일한 질환을 의미하는 용어. 세계보건기구(WHO)에서 신경계 질환으로 분류한 질병으로 단순히 피곤한 상태가 아닌, 정신적, 신체적 활동 후에 극심한 무력감과 피로를 느끼는 것이 특징인 질환.

1. 만성피로 증후군, 그 실체를 해부하다

만성피로 증후군은 단 하나의 원인으로 설명하기 어려운 복합적인 질환입니다. 마치 복잡한 기계의 여러 부품이 동시에 고장 나는 것처럼, 면역계, 신경계, 에너지 대사 등 다양한 생물학적 시스템의 이상이 상호작용하며 극심한 피로를 유발합니다. 2021년 **'International Journal of Tryptophan Research'**에 실린 논문은 만성피로 증후군을 '면역 체계의 오작동과 신경-면역 체계의 상호작용'으로 설명하며 이 질환의 복합성을 강조했습니다.

1) 우리 몸의 '에너지 발전소'가 멈추고 있다.

미토콘드리아 기능 이상

우리 몸의 모든 세포에는 미토콘드리아라는 작은 소기관이 있습니다. 미토콘드리아는 우리가 섭취한 음식물을 **ATP**(아데노신삼인산)라는 생체 에너지로 전환하는 역할을 합니다. 만성피로 증후군 환자들은 바로 이 미토콘드리아의 기능이 현저히 저하되어 있다는 연구 결과가 계속해서 나오고 있습니다. 2020년 **'Nutrients'** 저널의 한 메타분석 연구는 만성피로 증후군 환자들에게 코엔자임 **Q10**을 투여했을 때 피로도와 운동 능력 지표가 유의미하게 개선됨을 보여주었습니다. 이는 미토콘드리아의 에너지 생산 효율이 떨어져 피로가 유발된다는 가설을 뒷받침합니다.

미토콘드리아 기능 저하는 곧 에너지 부족으로 이어집니다. 뇌, 근육, 심장 등 우리 몸의 주요 장기들은 충분한 에너지를 공급받지 못해 제 기능을 할 수 없게 되고, 이는 극심한 무기력감, 집중력 저하, 근육통 등의 증상으로 나타납니다.

2) 꺼지지 않는 불씨, 만성 염증의 습격

만성피로 증후군 환자들은 종종 바이러스 감염(예: 엡스타인-바 바이러스, **EBV**) 이후 증상이 시작되는 경우가 많습니다. 이는 바이러스 자체가 아니라, 바이러스 감염으로 인해 면역 체계가 과도하게 활성화되고 만성 염증 상태로 이어진다는 것을 의미합니다. 면역 세포들은 염증성 사이토카인(**pro-inflammatory cytokines**)이라는 물질을 분비하는데, 이 물질들이 지속적으로 신경계에 영향을 미쳐 피로감과 함께 두통, 근육통, 그리고 림프절 부종과 같은 증상을 유발합니다.

최근의 연구 동향은 만성 염증이 장내 미생물 불균형(**dysbiosis**)과 깊은 연관이 있음을 보여줍니다. 장내 유익균이 감소하고 유해균이 증가하면 장벽이 느슨해져 '장 누수 증후군(**leaky gut syndrome**)'이 발생할 수 있습니다. 이는 독소와 염증 유발 물질이 혈액으로 유입되어 전신에 염증을 일으키는 원인이 됩니다.

3) 무너진 몸의 균형, 자율신경계의 교란

스트레스와 만성적인 염증은 우리 몸의 조절 시스템인 자율신경계의 균형을 깨뜨립니다. 자율신경계는 신체 활동을 담당하는 교감신경과 휴식을 담당하는 부교감신경으로 나뉘는데, 만성피로 증후군 환자들은 교감신경이 과도하게 항진되어 있는 경우가 많습니다. 이는 마치 자동차의 엑셀을 계속 밟고 있는 것과 같습니다. 밤에도 몸이 긴장 상태를 유지하니 숙면을 취할 수 없고, 결국 몸이 회복될 기회를 얻지 못합니다.

2018년 '**Journal of Health Psychology**'에 실린 논문은 만성피로 증후군 환자들의 심박수 변이도(**Heart Rate Variability**, **HRV**)가 현저히 낮음을 보여주었습니다. **HRV**는 자율신경계의 활동성을 나타내는 지표로, **HRV**가 낮다는 것은 몸이 스트레스에 제대로 적응하지 못하고 있다는 것을 의미합니다.

2. 만성피로 증후군, 어떻게 해결해야 할까?

단순히 잠을 많이 자는 것만으로는 만성피로 증후군을 해결할 수 없습니다. 근본적인 원인인 염증과 에너지 대사 문제를 해결하고, 무너진 몸의 균형을 되찾아야 합니다. 다음의 단계적 접근법을 제안합니다.

1) 정확한 진단을 위한 심층 검사

일반적인 건강검진만으로는 만성피로의 원인을 파악하기 어렵습니다. 다음과 같은 심층 검사를 통해 몸의 숨겨진 문제점을 찾아내야 합니다.

기초 혈액 검사

조혈 기능, 간 기능, 전해질(나트륨, 칼륨, 칼슘, 마그네슘), 신장 기능, 콜레스테롤, 혈당 수치 등

면역 및 염증 지표 검사

HSCRP, 염증성 사이토카인(IL-6, TNF-α), NK세포 활성도 등

에너지 대사 검사

소변 유기산 검사 등을 통해 미토콘드리아의 에너지 생산 효율을 평가

영양 결핍 및 중금속 검사

필수 미네랄, 비타민(특히 B군, D), 오메가-3 지방산, 중금속 등

장 건강 검사

장 누수 증후군 관련 지표 및 장내 미생물 검사

호르몬 검사

부신 기능(DHEA-s, cortisol), 갑상선 기능, 여성 호르몬 및 남성 호르몬 검사, 성장호르몬(IGF-1) 등

2) 통합적 관점의 치료 전략

검사 결과를 바탕으로 환자 개개인에게 맞는 맞춤형 치료 계획을 수립합니다.

염증 관리

염증을 유발하는 글루텐, 유제품, 설탕, 가공식품을 제한하고, 오메가-3 지방산, 강황, 프로바이오틱스와 같은 항염증 및 장 건강 개선 식품을 섭취합니다.

미토콘드리아 기능 회복

미토콘드리아 에너지 생산에 필수적인 코엔자임 **Q10**, **L**-카르니틴, 마그네슘, **B**군 비타민 등의 영양제를 전문가의 처방에 따라 보충하는 것이 효과적입니다.

자율신경계 균형 되찾기

스트레스 관리가 매우 중요합니다. 명상, 요가, 규칙적인 호흡 훈련 등을 통해 부교감신경을 활성화시켜 몸이 충분히 휴식하고 회복할 수 있는 상태를 만들어야 합니다.

단계적 활동 요법

만성피로 환자에게 무리한 운동은 독이 될 수 있습니다. 운동 후 극심한 피로를 경험하는 **PEM**(**Post-Exertional Malaise**) 증상이 나타날 수 있으므로, 처음에는 짧은 시간의 스트레칭이나 가벼운 걷기부터 시작하여 점진적으로 운동량을 늘려야 합니다.

√ 초기 운동처방의 예

회수: 주 5회

기간: 최소 12주

시간: 5~15분, 환자의 상태에 따라 매회 1~2분씩 추가, 최대 30분.

운동강도: 최대 산소 소비량의 60%로 제한.

주의: 증상이 호전되는 시기에 지나친 운동을 하면 증상이 재발하는 악순환이 발생함을 인식.

만성피로 증후군은 결코 혼자 싸워야 할 질병이 아닙니다. 정확한 진단과 체계적인 관리를 통해 우리 몸의 잃어버린 활력을 되찾을 수 있습니다. 내 몸의 신호에 귀 기울이고, 과학적인 근거를 바탕으로 한 통합적인 접근을 통해 지긋지긋한 피로의 굴레에서 벗어나 건강한 삶을 되찾을 수 있습니다.

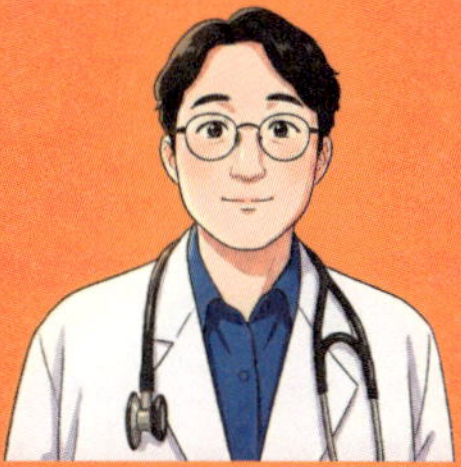

Health Planning

16장. 장 건강의 반란, 장 누수 증후군 바로잡기

"늘 속이 불편하고, 피부 트러블이 심해졌어요.
단순히 소화 불량이나 스트레스 때문일까요?"

이런 증상을 호소하는 환자분들을 만날 때 우선 의심해야 하는 것은 장 누수 증후군(**Leaky Gut Syndrome**)입니다. 이 용어는 공식적인 질병명은 아니지만, 기능의학 분야에서는 다양한 만성질환의 근본 원인으로 주목하고 있는 중요한 개념입니다. 우리의 장이 단순히 소화만 담당하는 기관이 아니라, 전신 건강을 좌우하는 핵심 방어선이라는 점을 이해하는 것이 중요합니다.

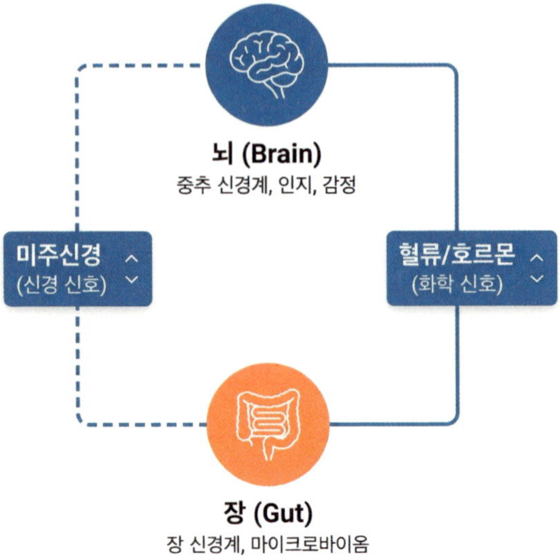

1. 장, 단순한 소화 기관을 넘어선 '제2의 뇌'

우리 몸의 장은 외부와 접촉하는 가장 큰 면적의 장기이며, 약 70% 이상의 면역 세포가 이곳에 모여 있습니다. 건강한 장벽은 촘촘한 그물망을 형성하여 필요한 영양소는 흡수하고, 독소나 유해균은 차단하는 역할을 합니다. 하지만 현대인의 불규칙한 식습관, 만성 스트레스, 항생제 남용 등으로 인해 장벽의 연결고리(**tight junctions**)가 느슨해지면서 틈이 생기게 됩니다. 이 틈으로 유해 물질들이 혈액 속으로 침투하는 현상이 바로 장 누수 증후군입니다.

이러한 상태는 우리 몸에 '침묵의 염증'을 유발합니다. 혈류로 유입된 독소에 대해 면역 체계가 과민 반응을 보이면서 전신적인 저강도 만성 염증이 시작됩니다. 이 염증은 단순히 소화기 문제에 그치지 않고, 자가면역

질환, 만성피로, 피부 질환, 알레르기, 우울증, 불안 등 다양한 질병의 원인으로 작용하거나 증상을 악화시킵니다.

몇 년 전에 건강하게 보이는 젊은 여자분이 진료실에 들어오셔서 했던 첫 마디는 "사람들이 내 성격이 바뀌었데요"라는 것입니다. 특별히 스트레스 요인은 없었고, 최근에 장염에 걸린 적이 있는데 아직도 한 번씩 설사를 한다는 것뿐이었습니다. 그래서 호르몬 이상 등을 확인하기 위해 혈액 검사를 했고 장내 세균 및 신경 호르몬 등을 확인하기 위해 유기산 검사를 했습니다. 혈액 검사에서는 특이 소견이 없고 장내 세균 이상이 확인되어 장내 세균 및 장누수 치료를 했습니다. 그 결과 사람들이 이제 본래 성격으로 돌아왔다고 하였답니다.

2. 자율신경계와 장의 연결: 스트레스가 장을 뚫는다

장은 우리의 뇌와 긴밀하게 연결된 장-뇌 축(**Gut-Brain Axis**)의 핵심입니다. 스트레스가 심해지면 우리 몸의 자율신경계 중 교감신경이 과도하게 활성화됩니다. 이는 장의 운동성을 변화시키고, 장벽의 투과성을 높이는 데 기여합니다. 2017년 '**Journal of Clinical Medicine**'에 발표된 연구는 스트레스가 장의 투과성을 높여 장 누수를 유발하는 메커니즘을 설명합니다. 따라서 장 건강을 회복하기 위해서는 장 자체의 문제뿐만 아니라, 자율신경계의 균형을 되찾는 노력이 반드시 병행되어야 합니다.

3. 장 누수 증후군 진단과 5R 요법

장 누수 증후군은 공식적인 질병 코드가 없어 단일한 진단 방법이 없습니다. 따라서 환자의 증상을 종합적으로 판단하고, 아래와 같은 심층 검사를 통해 그 원인을 찾아내야 합니다.

1) 장 누수 관련 지표 검사

조눌린(Zonulin) 검사

장벽의 투과성을 조절하는 단백질인 조눌린의 혈중 농도를 측정합니다. 조눌린 수치가 높으면 장벽이 손상되었을 가능성이 큽니다.

리포다당류(LPS) 검사

장내 유해균의 세포벽 성분인 **LPS**가 혈액에서 검출되는지 확인합니다. 이는 장벽이 제 기능을 못 하고 독소가 혈류로 침투했음을 나타냅니다.

칼프로텍틴(Calprotectin) 검사

대변에서 칼프로텍틴 수치를 측정하여 장의 염증 정도를 파악합니다. 수치가 높을수록 장에 염증이 존재한다는 의미입니다.

수소호기검사

과도한 장내 세균 증식(**Small Intestinal Bacterial Overgrowth, SIBO**)

여부를 확인하는 검사입니다. 장내 세균이 특정 탄수화물을 발효시키면서 발생하는 수소 가스를 측정합니다.

음식 민감성(IgG) 검사

특정 음식에 대한 면역 반응을 확인하여, 장벽에 염증을 유발하는 음식을 찾아내는 데 도움을 줍니다.

2) **5R** 요법: 장을 재건하는 단계별 솔루션

기능의학에서는 장 누수 증후군을 해결하기 위해 체계적인 **5R** 프로그램을 적용합니다.

❶ 제거(**Remove**)

장에 해로운 요인을 제거합니다. 염증을 유발하는 음식(글루텐, 유제품, 정제된 설탕 등)과 장내 유해균을 줄이는 것이 핵심입니다.

❷ 교체(**Replace**)

장 기능에 필수적인 물질들을 보충합니다. 소화 효소, 염산, 담즙산 등을 보충하여 음식물이 제대로 소화되도록 돕습니다.

❸ 재접종(**Reinoculate**)

건강한 장내 환경을 조성하기 위해 유익균을 늘립니다. 프로바이오틱스(유산균)와 그 먹이가 되는 프리바이오틱스를 섭취하여 장내 미생물총의 균형을 맞춥니다.

④ 회복(**Repair**)

손상된 장 점막을 재생시킵니다. **L-**글루타민, 아연, 비타민 **D**와 같은 영양소는 장 점막 세포의 주요 에너지원이자 재생에 필수적입니다.

⑤ 균형(**Rebalance**)

스트레스와 자율신경계의 균형을 관리합니다. 명상, 요가, 규칙적인 수면, 호흡 운동 등을 통해 부교감신경을 활성화시켜 장-뇌 축의 건강을 회복하는 것이 중요합니다.

장 건강은 우리 몸의 가장 근본적인 토대입니다. 만성적인 피로, 비만, 두통, 피부 질환, 알레르기, 자가 면역 질환, 우울감 등으로 고통받고 있다면, 겉으로 드러난 증상만을 치료할 것이 아니라 장 건강의 문제를 바로잡아야 합니다.

Health Planning

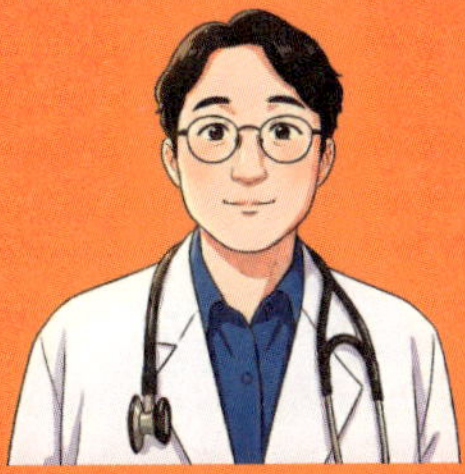

17장. 알레르기처럼 나타나는 만성 염증, 히스타민 과민성 증후군

"특정 음식을 먹거나 스트레스를 받으면 몸이 가렵고,
소화가 안 되거나 두통이 생겨요.
알레르기 검사를 해도 이상이 없는데, 왜 이런 걸까요?"

이런 증상은 단순한 알레르기가 아닌, 히스타민 과민성 증후군(**Histamine Intolerance**)일 수 있습니다. 이 증후군은 알레르기 반응이 아닌, 우리 몸이 히스타민을 효과적으로 분해하지 못해 생기는 대사성 질환입니다. 히스타민에 대한 면역 반응이 아니라, 체내 히스타민 농도가 비정상적으로 높아져 만성피로, 무기력, 수면 장애, 근육통, 관절통, 불안, 불규칙한 월경, 어지러움, 두근거림, 성장장애, 비만 등 다양한 증상이 나타나는 것입니다.

1. 히스타민, 우리 몸의 '알람 시스템'과 '독'

히스타민은 외부 침입자로부터 우리 몸을 보호하는 중요한 화학 물질입니다. 면역 세포인 비만세포(**mast cell**)에서 분비되어 염증 반응을 돕고, 알레르기 반응의 주범으로도 잘 알려져 있습니다. 건강한 몸에서는 히스타민이 역할을 마친 후 디아민 산화효소(**Diamine Oxidase, DAO**)와 **Histamine N-**메틸트랜스퍼라제(**N-Methyltransferase, HNMT**)라는 효소에 의해 빠르게 분해됩니다. 하지만 이 효소의 기능이 떨어지거나, 음식 등을 통해 히스타민이 과도하게 유입되면 문제가 발생합니다. 마치 도로에 차량이 한꺼번에 몰리면서 교통체증이 발생하는 것처럼, 몸속에 히스타민이 쌓여 독성 작용을 일으키는 것입니다. 이것이 히스타민 과민성 증후군의 본질입니다.

2. 히스타민 과민성 증후군, 그 원인은 무엇인가?

히스타민 불균형의 원인은 복합적입니다.

DAO 효소 기능 저하

히스타민 분해의 핵심 역할을 하는 **DAO(Diamine Oxidase)** 효소는 주로 장에서 만들어집니다. **AOC1** 유전자 변이, 장 누수 증후군, 염증성 장 질환 등으로 장벽이 손상되면 **DAO** 효소의 활성도가 크게 떨어집니다. 또한, **DAO** 활성에 필수적인 비타민**B6**, 비타민**C**, 구리, 아연 같은 영양소의 결핍도 주요 원인이 됩니다.

HNMT 효소 활성 감소

HNMT 유전자는 세포 내부(간, 신장, 중추신경계 등)에 존재하는 **Histamine N-**메틸트랜스퍼라제(Histamine N-Methyltransferase, **HNMT**) 효소를 만듭니다. 이 효소는 혈액을 통해 세포 안으로 들어온 히스타민이나, 대사 과정에서 발생한 히스타민을 처리하는 역할을 합니다. 그러나 유전자에 변이가 있으면 히스타민이 '해독'되지 못하고 체내에 축적되어 신경계 증상(불면증, 불안, 어지러움, 편두통 등)이 나타날 수 있습니다.

장내 미생물 불균형

일부 유해균은 음식물의 아미노산인 히스티딘을 히스타민으로 과도하게 전환시킵니다. 장내 세균 과다 증식(**SIBO**)이 발생하면 히스타민 생산량이 급증하여 과민 증상을 유발할 수 있습니다.

만성 스트레스

만성 스트레스는 부신 기능을 약화시켜 히스타민을 안정시키는 코티솔 분비에 영향을 줍니다. 또한, 스트레스는 장벽 투과성을 높여 히스타민 과민성을 악화시킵니다.

3. 식단 관리: 히스타민 과민성 증후군 관리의 첫걸음

히스타민 과민성 증후군은 단순히 증상을 억제하는 항히스타민제를 복용하는 것을 넘어, 근본적인 원인을 해결하는 접근이 필요합니다.

1) 음식 제한

히스타민이 풍부하거나 히스타민 생성을 촉진하는 음식을 제한하는 것이 중요합니다.

고히스타민 음식

발효식품(치즈, 요구르트, 막걸리, 김치, 간장 등), 숙성된 육류, 특정 어류(고등어, 참치), 시금치, 토마토, 아보카도, 가지, 견과류 등

히스타민 방출 음식

감귤류, 바나나, 파파야, 초콜릿, 딸기 등

DAO 효소 억제 음식/물질

알코올, 카페인, 에너지 드링크 등

아래 목록은 히스타민 함량이 높거나 히스타민 생성을 촉진할 수 있는 대표적인 음식들입니다. 음식의 섭취 총량을 조절하는 것이 중요합니다.

* 히스타민 함량이 높은 음식 24가지와 그 함유량
단, 함량은 **kg**당 포함된 양임을 고려하세요.

음식 종류	함량	음식 종류	함량
소시지	3,572mg	바나나	495mg
참치	2,927mg	오렌지 주스	462mg
고등어	2,467mg	귤	429mg
삼치	2,118mg	포도	315mg
돼지고기	2,067mg	적포도주	287mg
꽁치	1,391mg	커피	282mg
시금치	1,358mg	딸기	257mg
녹차	878mg	코코아	177mg
땅콩	635mg	초콜릿	162mg
오렌지	632mg	백포도주	162mg
토마토	557mg	맥주	제조방식에 따라 다름
치즈	533mg	김치	발효 상태에 따라 다름

섭취 조절의 중요성

위 목록의 음식들을 모두 피하기는 어렵습니다. 중요한 것은 본인의 증상에 따라 섭취량을 조절하는 것입니다. 증상이 심할 때는 섭취를 제한하고, 증상이 완화되면 소량씩 섭취하며 몸의 반응을 살펴보는 것이 좋습니다.

2) 히스타민을 줄이는 요리법

음식에 함유된 히스타민의 양은 조리법에 따라 달라질 수 있습니다.

가급적 신선한 재료 사용

생선이나 육류는 신선도가 떨어지면 히스타민이 급격히 증가합니다.

오래 끓이거나 숙성시키지 않기

발효 과정이나 장시간 조리는 히스타민 함량을 높일 수 있습니다. 예를 들어, 푹 끓인 곰탕보다는 맑은 국물을 짧게 끓여 먹는 것이 낫습니다.

압력솥 사용

압력솥으로 조리하면 음식이 공기에 노출되는 시간을 줄여 히스타민 생성을 억제할 수 있습니다.

히스타민 분해를 돕는 영양소 섭취

비타민**C**가 풍부한 채소(브로콜리, 피망 등)와 비타민 **B6**가 많은 식품(닭고기, 연어)을 함께 섭취하면 히스타민 분해를 도울 수 있습니다.

4. 히스타민 과민성 증후군 관리의 전체적인 접근법

히스타민 과민성 증후군은 단순히 식단만으로 해결되지 않습니다. 근본적인 원인을 해결해야 합니다.

장 건강 개선

장 누수나 장내 세균 과다 증식(**SIBO**)이 원인인 경우가 많으므로, 프로바이오틱스와 프리바이오틱스를 섭취하여 건강한 장 환경을 조성하는 것이 필수적입니다.

유산균 중에서는 비피더스균(**Bifidobacterium**) 계열이나 락토바실러스 람노서스가 들어간 제품이 도움이 됩니다. 그러나 락토바실러스 카제이(**Lactobacillus casei**), 락토바실러스 불가리쿠스(**Lactobacillus bulgaricus**) 같은 균주는 오히려 히스타민을 생성하므로 피해야 합니다.

영양소 보충

DAO 효소 및 **HNMT** 효소의 활성을 돕는 영양소는 비타민 **B2**(리보플라빈), **B5**(활성형, **P5P**), **B6**, **B12**(메틸코발라민), **B9**(활성형 엽산, **5-MTHF**), **SAMe** 보충제, 마그네슘(마그네슘 트레온산 또는 글리시네이트 형태), 비타민**C**, 구리 등이 있습니다.

스트레스 관리

만성 스트레스는 히스타민 증상을 악화시키므로, 명상, 요가, 규칙적인 운동을 통해 부신 기능을 도와주고 스트레스를 관리해야 합니다.

히스타민 과민성 증후군은 복합적인 원인으로 나타나는 만성 염증 상태입니다. 단순한 알레르기라고 치부하지 마시고, 전문가의 도움을 받아 근본적인 원인을 찾아 해결하는 것이 삶의 질을 높이는 첫걸음입니다.

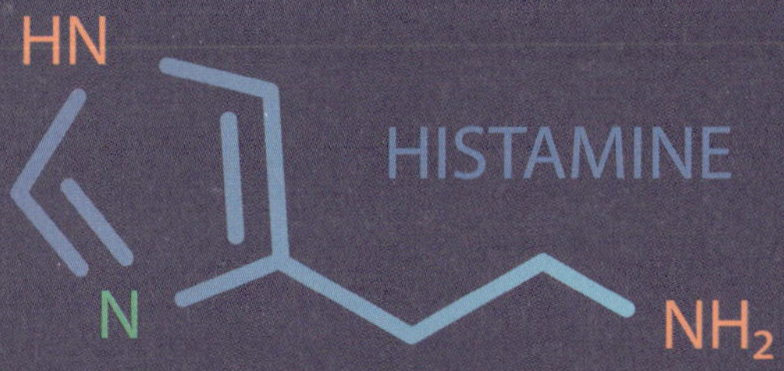

"히스타민은 외부 침입자로부터
우리 몸을 보호하는 중요한 화학 물질입니다."

5부.
내 삶의 각 단계에 맞춘 건강 로드맵

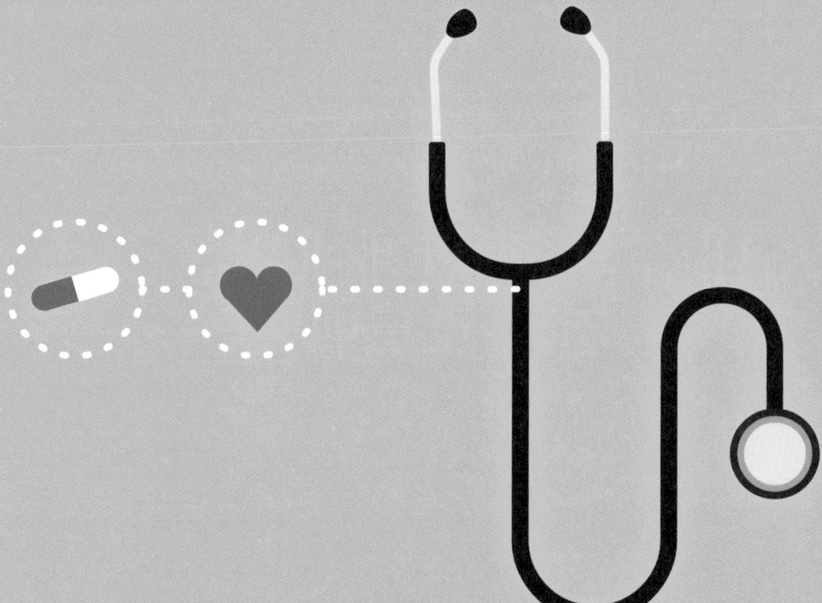

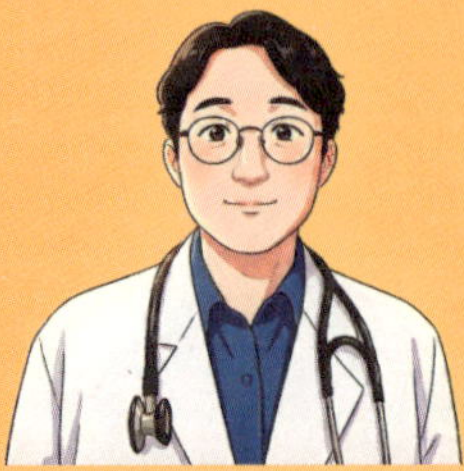

Health Planning

18장.
성장과 변화에 맞춰 설계하는 생애별 건강 가이드

우리의 몸은 시간이 지남에 따라 끊임없이 변화합니다. 영유아기의 폭발적인 성장에서부터 노년기의 서서히 진행되는 기능 저하에 이르기까지, 각 시기에 필요한 건강상의 과제가 있습니다. 따라서 평생에 걸친 건강 관리는 마치 매시기마다 최적의 씨앗을 뿌리고 물을 주는 농부의 노력과 같습니다. 단순히 질병을 치료하는 것을 넘어, 각 생애 주기에 필요한 건강의 기틀을 마련하고 잠재된 위험을 예방하는 지혜가 필요합니다.

이 장에서는 각 시기에 맞는 건강 관리의 핵심과 실질적인 방향성을 제시하고자 합니다.

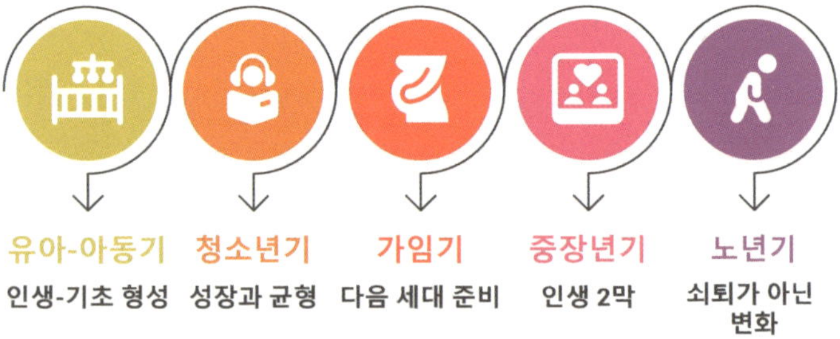
유아-아동기
인생-기초 형성
청소년기
성장과 균형
가임기
다음 세대 준비
중장년기
인생 2막
노년기
쇠퇴가 아닌 변화

1. 유아·아동기: 평생 건강의 씨앗을 심는 시간

건강의 가장 중요한 초석은 바로 유아·아동기 시기에 다져집니다. 이 시기에는 신체적 성장뿐만 아니라 뇌 발달, 면역 시스템의 완성, 그리고 평생의 식습관 및 생활 습관이 형성됩니다.

이 시기의 핵심은 '다양성'과 '균형'입니다. 편식 없이 다양한 영양소를 섭취하고, 미세먼지 등 환경 오염에 취약한 호흡기 건강을 지키는 것이 중요합니다. 특히 장 건강은 면역력의 70~80%를 좌우하는 만큼, 유익균의 성장을 돕는 섬유질과 발효식품을 충분히 섭취하여 장내 미생물총(gut microbiome)의 균형을 유지하는 것이 필수적입니다. 최근 연구에 따르면 장내 미생물총 불균형은 아토피성 피부염이나 천식과 같은 알레르기 질환과도 관련이 있다고 보고되고 있습니다.

또한, 충분한 신체 활동과 햇볕 쬐기를 통해 비타민 D를 합성하는 것은 뼈의 성장과 면역력 증진에 큰 도움이 됩니다. 하루 60분 이상의 중등도 신체 활동(예: 뛰어놀기, 자전거 타기, 공놀이, 계단 오르내리기)은 소아 비만을 예방하고, 근골격계 발달을 촉진하며, 집중력 향상에도 기여합니다.

그러나 스마트폰이나 태블릿 PC의 과도한 사용은 근시 유발 및 수면의 질 저하로 이어질 수 있으므로, 디지털 기기 사용 시간을 엄격하게 제한하고 규칙적인 생활 리듬을 유지하도록 돕는 것이 중요합니다.

2. 청소년기: 폭풍 성장기, 몸과 마음의 균형 찾기

청소년기는 급격한 신체적, 정신적 변화를 겪는 시기입니다.

2차 성징과 함께 호르몬의 변화가 시작되고, 독립적인 자아가 형성되며 심리적 불안정성을 경험하기 쉽습니다. 이 시기의 건강 관리는 '변화에 대한 이해와 적응'에 초점을 맞춰야 합니다. 특히 신체 활동량이 줄고 학업 부담이 커지면서 불규칙한 식사와 수면 부족에 시달리기 쉽습니다. 이는 면역력 저하, 체중 증가, 그리고 집중력 감소로 이어져 학습 효율을 떨어뜨리는 악순환을 초래합니다.

따라서 청소년기에는,
▲ 적절한 영양 섭취 ▲ 충분한 수면 ▲ 정기적인 운동 등
세 가지를 지키는 것이 필수적입니다.

성장기 뼈 건강을 위해 칼슘, 비타민 D, 단백질 섭취를 충분히 하고, 인스턴트식품보다는 신선한 채소와 과일을 많이 먹어야 합니다.

수면은 뇌의 학습 능력 향상과 성장에 중요한 역할을 하므로, 하루 최소 7~8시간의 충분한 수면시간을 확보해야 합니다.

또한, 일주일에 3회 이상, 30분 이상의 운동을 통해 스트레스를 해소하고

체력을 관리하는 것이 중요합니다. 한 연구에 따르면 '규칙적인 운동은 청소년의 우울증과 불안감 감소에 긍정적인 영향을 미친다'는 내용이 발표되기도 했습니다.

진료실에서 가끔 청소년 및 학부모님들과 하는 이야기입니다만 구체적으로, 그리고 충분히 이야기할 수 있는 시간이 넉넉하지 않아서 글로 적어보려고 합니다.

갈등과 무기력함 속에 힘든 시간을 보내고 있는 청소년들이 자신들의 가치를 알고 힘차게 작은 출발을 시도해 봤으면 하는 간절한 마음과 묵묵히 그 시간을 견뎌내고 계신 부모님들을 위로하는 마음으로 쓴 글입니다. 제 마음이 잘 전달될지는 모르겠지만 천천히 읽어주시면 감사하겠습니다.

사랑의 편지

To 사랑스러운 청소년들

1) 청소년들이 자기 자신의 가치를 알았으면 좋겠습니다.

인간은 세상의 어떤 것과도 비교할 수 없는 존귀한 가치를 가지고 태어났다는 것을 인식하고 자신을 귀하게 여기는 자존감을 가졌으면 좋겠습니다. 현재 눈에 보이는 자신의 모습은 지금까지 형성된 껍데기일 뿐 본질은 세상의 무엇과도 비교할 수 없는 귀한 존재입니다.

하루는 AK 아파트 옆에 병원이 있을 때였습니다. AK 아파트에 거주하고 계신 한 아버지께서 경련을 하고 있는 아기를 끌어안고 병원 안으로 뛰어 들어오시면서 다급한 목소리로 자기의 아이를 봐달라고 소리를 치셨습니다. 밖에는 많이 환자들이 대기하고 있었지만, 그 순간에는 경련하는 자기 자녀 외에는 아무것도 눈에 보이지 않았던 겁니다. 그 아버지에게는 그 자녀가 세상의 전부였던 겁니다.

그 아이의 가치가 성장하였다고 변하겠습니까? 그렇지 않습니다. 저는 기독교인이라서 기독교적인 가치관을 잠시 설명해 드리자면, 기독교에서는 한 영혼이 세상의 무엇보다도 귀하다고 이야기합니다. 왜냐하면 하나님께서 자신의 자녀로 창조하였기 때문입니다.

2) 그러한 자신을 사랑할 수 있으면 좋겠습니다.

남들은 공부도 잘하고, 잘 생기고, 예쁘고, 잘 사는 것 같아 보이는데, 나는 뭐 하나 잘하는 게 없어 보이고 자꾸 남들과 비교하면서 스스로 열등감을 가지는 경우가 많습니다. 그러나 절대적인 기준이 없다면 모든 것은 상대적인 가치 평가를 할 수밖에 없습니다. 얘보다는 잘하지만 다른 친구와 비교하면 못하고...

인간의 가치는 무엇과도 비교할 수 없는 존귀한 존재라는 것에 절대적인 기준을 두고, 현재 나의 모습에서 잘하고 있는 것이 있으면 잘하고 있다고 격려하고, 약한 부분이 보이면 그 부분은 해결하려고 조금씩 노력하면서 자신을 사랑했으면 좋겠습니다. 완벽한 자신의 모습을 추구하지 말고 자신의 약한 부분을 인정하고 용납할 수 있어야 자신을 사랑할 수 있습니다. 그래야 상대방도 인정하고 존중하는 마음으로 사랑할 수 있습니다.

3) 자기의 능력을 믿어주면 좋겠습니다.

현재 인공지능(**Artificial Intelligence**, **AI**)과 인공지능(**AI**) 로봇이 굉장히 핫합니다. 산속에 들어가서 살지 않는 한 대부분의 영역에서 인공지능 및 **AI** 로봇과 함께해야만 하는 것은 부인할 수 없는 사실입니다. 인공지능 프로그램은 의사 국가시험, 변호사 시험 등 사회적으로 어렵다고 평가받는 시험을 쉽게 통과할 수 있습니다. 그러나 그렇게 어마어마하게 발전하고 있는 인공지능 프로그램과 **AI** 로봇이라고 하더라도 인간의 가치와 능력을 뛰어넘을 수는 없습니다. 인간의 세포 하나에 들어있는 **DNA**의 정보량과 잠재 능력은 상상을 초월하고, 무엇보다 인간은 존재 가치와 사후 세계를 고민하는 영혼을 가진 존재이기 때문입니다.

그런데 왜 그 능력을 발휘할 수 없을까 하는 문제를 크게 3가지로 생각해 볼 수 있는데, 첫째는 능력이 발현되기 위한 최선의 방법, 둘째는 충분한 시간이 동반된 노력, 그리고 세 번째는 환경적인 요인이 작용하기 때문입니다. 예를 들면, 조선 시대에 달나라를 가겠다고 밤낮으로 노력한다고 성공할 수 있었겠습니까?

모든 사람이 천재 소리를 듣고 있는 세계 최고의 기업가인 테슬라 창업자 일론 머스크 같은 사람이 될 수 있다는 이야기는 아닙니다. 일론 머스크는 자기의 꿈을 실현하기 위해 부단히 노력한 결과 자신의 잠재된 능력이 그러한 영역으로 발휘된 것뿐입니다. 그런데 그에게 김치찌개를 끓여 보라고 하면 동네 식당의 할머니가 대충 만든 것보다 맛이 없을 것입니다.

마찬가지로, 청소년 여러분도 자기가 가치 있다고 생각되는 부분이 있다면 그것을 실현하기 위해 더 나은 방법을 찾아보고, 주어진 시간을 아껴서 충분한 시간과 노력을 투자한다면 자신의 잠재된 능력이 발현되는 것을 경험할 수 있을 것입니다.

사랑하는 청소년들이 자신의 존재 가치를 인식하고 자신에게 내재 되어 있는 엄청난 잠재력을 인식하면 좋겠습니다. 여기서 다시 한번 강조하고 싶은 것은, 자신이 인식하든 인식하지 못하든 변하지 않는 것은 본인에게는 엄청난 잠재력이 있다는 사실입니다. 물론, 자신에게 무슨 재능이 있는지 잘 모를 수 있습니다. 그렇다면 당장 자신의 위치에서 해야 할 일에 집중해 보세요. 공부면 공부, 운동이면 운동, 악기면 악기, 노래면 노래, 글쓰기라면 글쓰기 등...

세상의 흐름(게임, 쇼츠, 릴스, 순간적인 즐거움 등)에 시간을 허비하지 말고, 자신의 가치를 꽃피울 수 있으면 좋겠습니다. 한순간에 되는 일은 없습니다. 먼저 작은 목표를 세우고 그것을 이루기 위해 노력해 보세요. 노력했는데도 안 된다면 실패한 것에 집중하지 말고 무엇이 실패하게 했는지를 분석하고 배움의 기회로 삼고 어떻게 하면 더 잘할 수 있을까를 고민하면서 다시 도전해 보면 좋겠습니다.

자신의 가치를 존중하고, 사랑하고, 잠재 능력을 신뢰하세요.

To 존경하는 부모님

우선, 청소년들을 돌보시는 부모님들을 존경하며 축복합니다.

어릴 때의 그 사랑스러운 모습과 달리, 다른 사람으로? 변해있는 자녀들을 상대하는 것은 보통 힘든 것이 아닙니다. 부모 자신은 최선을 다해 자녀들을 사랑하고 돌보고 있다고 생각하지만, 자녀들이 그런 마음을 이해하지 못하고 기대를 저버리는 말과 행동들을 할 때 너무나 속상하고 힘이 들 것입니다. 또한 사춘기의 자녀가 밖에서는 남들에게 잘하는데 유독 본인에게는 화난 사람처럼 대할 때, 그리고 부모의 존재 가치를 무시하는 것 같을 때, 그것도 한순간이 아니라 수개월, 1년, 2년 시간이 지나도 변함이 없는 모습일 때, 부모님의 애타는 그 심정은... 그것을 경험하며 견디고 있는 부모님들만 알 수 있을 것입니다.

그렇지만 자녀가 심하게 다치거나 수술을 받는 등 갑작스러운 어려움에 처하게 되면 부모님들은 자녀를 향한 자신의 본질적인 사랑과 기대를 다시 생각하게 됩니다. 그때는 자녀에 대한 기대 즉, 공부 잘하고, 부모님의 말에 순종을 잘하는 것, 또한 하루 종일 게임을 하거나 유튜브 보면서 시간 낭비하는 행동을 안 했으면 하는 생각들은 사라지고, 그냥 몸 건강하게 살아주었으면 하는 바람이 전부가 됩니다.

그렇기에 그런 극단적인 순간이 온 뒤에 마음을 정리하지 마시고 현재 자녀의 모습은 그 자녀의 인생에서 필요한 시간일 수 있다는 생각을 하시고 목숨을 내어줘도 아깝지 않을 본질적인 사랑의 마음이 전달될 수 있도록 인내심과 함께, 표정과 언어, 행동의 표현을 조심하시면 서로의 불편한 관계가 좀 더 빨리 해소될 것입니다.

3가지를 제안합니다.

1. 자녀에 대한 사랑의 마음을 다시 확인하십시오.

당신의 자녀를 옆집 아이와 바꿀 수 있겠습니까?
당신의 자녀가 당신에게는 세상에서 가장 소중하다는 것은 변하지 않는 진리이자 사실입니다.

2. 인내하셔야 합니다.

지금 마주하고 있는 당신의 자녀가 당신에게 하는 말과 행동은 그 아이의 본래 모습이 아닙니다. 외부로부터 오는 영향으로 인해 신체적 정신적으로 자신 스스로가 감당하기 어려워 과민하게 반응하는 표현일 뿐입니다. 그 반응에 마음 상하지 마시고, 그 내면에 고통의 시간을 지나고 있는 자녀를 불쌍하게 여기고 참고 격려해 주셔야 합니다.

3. 자녀를 믿고 기다려 주세요.

자녀는 현재 어둠의 터널을 지나고 있을 뿐, 터널의 끝은 있습니다. 나는 청소년기에 그렇지 않았다고 생각하지 마세요. 본인의 청소년기 시절에 다른 친구들이 그랬듯이, 지금 시대에도 청소년기를 지나고 있는 많은 자녀들이 경험하고 있는 어둠의 터널을 당신의 자녀도 지나고 있을 뿐입니다. 그 시간이 얼마나 걸릴지는 아무도 모릅니다. 내가 보는 자녀의 가치는 자녀가 실제로 가지고 있는 잠재적인 가치와 다릅니다. 자녀가 울면 같이 울어주고, 성내면 받아주시고, 무시하는 말을 하면 속에서 화가 치밀어 올라도 밖으로 표현하지 말고 아이가 성숙해질 때까지 기다려 주세요.

자녀를 사랑하는 자신의 본질적인 마음과 자녀에게 깊이 내재 되어 있는 본질적인 모습을 생각하시면서 자녀를 믿어주고 격려해 주세요.

때가 되면, 당신의 자녀가 자신의 인생을 멋있게 살아가는 모습을 보게 될 것입니다.

국민 축복송으로 마무리를 하고 싶습니다.
〈당신〉을 〈자녀 또는 자신의 이름〉으로 바꾸어 읽어 보세요.

<당신은 사랑받기 위해 태어난 사람>

당신은 사랑받기 위해 태어난 사람
당신의 삶 속에서 그 사랑 받고 있지요
당신은 사랑받기 위해 태어난 사람
당신의 삶 속에서 그 사랑 받고 있지요

태초부터 시작된 하나님의 사랑은 우리의 만남을 통해 열매를 맺고
당신이 이 세상에 존재함으로 인해 우리에게 얼마나 큰 기쁨이 되는지
당신은 사랑받기 위해 태어난 사람 지금도 그 사랑 받고 있지요
당신은 사랑받기 위해 태어난 사람 지금도 그 사랑 받고 있지요

3. 가임기: 다음 세대의 건강을 디자인하는 시간

결혼과 임신을 계획하는 시기는 단순히 두 사람의 만남을 넘어, 건강한 다음 세대를 위한 '생물학적 준비'가 필요한 중요한 단계입니다. 이 시기의 건강 관리는 미래의 아이에게 최적의 환경을 제공하는 데 중점을 둡니다. 최근 연구에 따르면, 부모의 생활 습관과 건강 상태는 자녀의 유전적 요인뿐만 아니라 발달 장애(자폐 스펙트럼 장애, 주의력 결핍 과잉 행동 장애 등) 및 난임에 영향을 미칠 수 있다고 보고됩니다.

특히 남성의 경우, 정자의 질(**sperm quality**)은 생활 습관과 밀접한 관련이 있습니다. 흡연과 과도한 음주는 정자의 **DNA** 손상률을 높이고 운동성을 저하시켜 난임의 원인이 될 수 있습니다. 여성의 경우, 임신 전 엽산 섭취는 태아의 신경관 결손증 예방에 필수적이며, 체중 관리, 당뇨병 및 고혈압 등 만성질환의 유무 확인은 건강한 임신을 위한 기본입니다.

여기서 반드시 인식해야 할 것이 있습니다. 그것은 자녀에게 발생한 문제는 너무나 다양한 요인들이 복합적으로 작용한 결과라는 것입니다.

자폐스펙트럼 장애와 주의력 결핍 과잉 행동 장애

자폐 스펙트럼 장애(**Autism Spectrum Disorder, ASD**)와 주의력 결핍 과

잉 행동 장애(**Attention Deficit Hyperactivity Disorder, ADHD**)의 근본 원인은 여전히 연구 중이지만, 최근에는 '후성유전학(**epigenetics**)'적 관점에서 부모의 영양 상태, 장내 미생물총, 환경 독소 노출 등이 영향을 미칠 수 있다는 가설이 제기되고 있습니다. 따라서 이 시기에는 ▲흡연, 음주 등 유해 습관 단절 ▲규칙적인 운동 ▲균형 잡힌 영양 섭취(특히 오메가-3 지방산, 비타민 **D**, 엽산, 아연 등) ▲스트레스 관리 ▲환경 독소(미세플라스틱, 중금속 등) 노출 최소화를 통해 몸의 염증 상태를 줄이고 최적의 신체 환경을 조성해야 합니다.

난임과 다이어트

요즘 자연임신이 잘되지 않아 인공 수정을 하는 경우를 많이 봅니다. 불임의 원인이 배란 장애, 난관 폐쇄와 같은 난관 문제, 자궁내막증 등 자궁 문제, 정자 숫자 감소 및 운동성 저하, 무정자증과 같은 정자의 질 문제 등 여러 가지가 있지만 특별한 원인이 없는 경우에도 임신이 되지 않는 경우가 10~15% 정도를 차지합니다.

그런데 다이어트 목적으로 내원하신 분들 중에서 자신은 자연 임신이 안된다고 하면서 다이어트 약을 복용하다가 임신이 되는 경우가 몇 번 있었습니다. 그분들의 공통점은 불임의 명확한 원인이 없는 상태에서 간식과 야식을 중단하고, 밀가루 음식과 유제품 제한, 가공품 섭취 제한, 건강식 및 운동을 하면서 체중을 감량했다는 것입니다.

여기에 중요한 해답이 있습니다.

첫 번째는 간식과 야식의 중단 및 운동은 인슐린 저항성을 개선하여 세포의 에너지 대사율을 올려 조직의 재생 및 생산성을 올려주었습니다.

두 번째는 가공품을 제한하면서 세포의 기능 장애를 유발하는 환경 독소가 체내로 유입되는 것이 차단되었습니다.

세 번째는 건강한 식단과 꾸준한 운동을 통해 장 건강이 회복되어, 인체 면역 기능의 약 70%를 담당하는 장 기능 또한 향상되었습니다. 그 결과, 장 누수로 인해 발생했던 독소의 혈관 흡수가 차단되면서 혈액이 깨끗해지고, 이는 세포와 조직 기능을 개선하는 데 도움이 됩니다. 이렇게 깨끗해진 혈액과 세포의 대사기능 향상은 수정란의 자궁 내 착상과 성장을 돕고, 자궁의 임신 유지 능력까지 향상시키는 긍정적인 효과를 가져왔던 것입니다.

건강한 자녀를 출산하기 위해서 임신 전 최소한 3~6개월 동안 균형 잡힌 식단, 식사 시간 관리, 규칙적인 운동, 금주, 금연, 스트레스 및 수면 관리를 실천해서 건강한 몸을 만들면, 임신과 출산에 큰 도움이 될 것입니다.

4. 중장년기: 인생 2막, 나만의 건강 주치의 되기

40대 이후의 중년기는 신체 기능의 하강 곡선이 시작되는 시기입니다. 남성은 테스토스테론, 여성은 에스트로겐이 감소하는 '갱년기'를 겪게 되며, 이는 다양한 신체적, 정신적 변화를 초래합니다. 남성 갱년기(안드로겐 감소증)는 성욕 저하, 근육량 감소, 복부 비만 증가, 그리고 우울감 등으로 나타날 수 있으며, 여성 갱년기(폐경)는 안면 홍조, 야간 발한, 불면증, 질 건조증, 골다공증 위험 증가 등으로 삶의 질을 현저히 떨어뜨릴 수 있습니다.

이러한 변화에 대한 현명한 대처는 단순한 증상 완화 이상의 의미를 지닙니다.

첫째, 호르몬 요법은 전문가와 상담하여 신중하게 결정해야 합니다.

모든 사람이 호르몬 치료가 필요한 것은 아니며, 개인의 건강 상태와 가족력(유방암, 전립선암 등)을 고려한 맞춤형 접근이 중요합니다.

둘째, 생활 습관 개선이 핵심입니다.

규칙적인 운동은 근육 감소를 막고, 호르몬 균형에 도움을 주며, 특히 유산소 운동은 심혈관 질환 예방에 효과적입니다. 미국심장협회(AHA)는 성인들은 심혈관 질환 예방을 위해 매주 150분 이상의 중등도 유산소 운동을 권장하고 있습니다.

셋째, 균형 잡힌 영양 섭취가 필요합니다.

뼈 건강을 위해 칼슘과 비타민 **D**가 풍부한 식품(우유, 치즈, 멸치 등)을 섭취하고, 항산화 물질이 풍부한 채소와 과일을 많이 먹는 것이 좋습니다. 그러나 비타민 **D**는 식품과 햇볕으로 충분히 보충되지 않으므로 혈액 검사 수치에 따라서 영양제를 복용하는 것이 도움이 되고 비타민 **K2**(**MK-7**, 180~300**mcg**)을 함께 복용하면 칼슘이 뼈에 잘 흡수되어 골다공증을 예방하고 치료하는 데 도움이 됩니다.

넷째, 스트레스 및 마음 관리가 필수적입니다.

스트레스는 호르몬 불균형을 심화시키므로, 충분한 수면과 명상, 기도, 취미 활동 및 마음이 맞는 사람들과의 활발한 대인 관계를 통해 정신 건강을 돌보는 것이 매우 중요합니다. 또한 우울한 마음, 섭섭한 마음이 들면 호르몬에 의한 감정 변화일 수 있음을 인식하고 정신과를 먼저 찾는 것이 아니라 산부인과나 비뇨기과 또는 자신을 잘 알고 있는 자주 다니는 병원을 방문하여 먼저 상담을 받으시기를 바랍니다.

5. 노년기: 삶의 마지막 장을 위한 건강 관리

노년기는 만성질환과 신체 기능 저하가 두드러지는 시기입니다. 근육이 줄어드는 근감소증, 골밀도가 낮아지는 골다공증, 그리고 인지기능 저하와 치매의 위험이 증가합니다. 하지만 '나이가 든다는 것'을 '쇠퇴'가 아닌 '변화'의 과정으로 인식하고, 활력 넘치는 황혼을 위한 전략을 세우는 것이 중요합니다.

첫째, 근력 운동을 꾸준히 해야 합니다.

근감소증은 낙상 위험을 높이고 대사율을 떨어뜨려 삶의 질을 낮추는 주요 원인입니다. 가벼운 아령 들기, 밴드 운동, 의자 스쿼트 등 근육을 강화하는 운동을 통해 신체 기능을 유지해야 합니다.

둘째, 뇌 건강을 위한 활동이 필수적입니다.

새로운 것을 배우고, 독서, 퍼즐, 사회적 교류 등 뇌를 활발하게 사용하는 활동은 인지기능 저하를 늦추는 데 도움이 됩니다.

셋째, 충분한 영양 섭취입니다.

특히 단백질은 근육 유지에 필수적이므로, 식사 때마다 양질의 단백질(육류, 생선, 콩류 등)을 충분히 섭취해야 합니다.

넷째, 긍정적인 사회적 관계를 유지하는 것입니다.

노년기에 가족 간의 불편한 관계나 지인들과의 불미스러운 문제는 우울증과 같은 정신적인 문제를 야기하고, 그것은 식욕 감소나 신체 활동 감소로 인해 신체적인 문제를 동반하게 됩니다.

노년기에 들어서면 삶의 지혜가 깊어지지만 때로는 생각이 고집스러워질 수도 있습니다. 자기 생각이 절대적으로 옳다고 주장하는 것은 타인과의 관계에서는 절대적으로 마이너스 요인이 됩니다.

따라서 타인과 긍정적인 관계를 유지 할 수 있도록 열린 마음, 그리고 상대방의 생각과 행동을 존중하는 말의 표현 관리가 필요합니다.

다섯째, 정기적인 건강검진과 만성질환 관리 또한 중요합니다.

나이가 들수록 암이나 심혈관 질환에 대한 경각심을 가져야 합니다. 따라서 정기적인 건강검진을 통해 암을 조기에 발견하고 치료하는 것이 중요합니다. 또한, 고혈압, 당뇨병, 고지혈증과 같은 만성질환을 잘 관리하여 혈관 합병증을 예방해야 합니다. 이러한 노력을 통해 노년기 삶의 질을 유지하고 건강하게 지낼 수 있습니다.

마지막으로, 죽음에 대한 준비가 필요합니다.

어른들은 종종 “자식들 고생시키지 않도록 건강하게 살다가 빨리 죽고 싶다”라고 말씀하시곤 합니다. 그러나 사실 누구도 일찍 세상을 떠나고 싶어 하는 사람은 없습니다. 삶은 태어나는 순간부터 죽음이라는 목적지를 향해 가는 여정입니다. 따라서 죽음에 대한 가치관을 명확히 정립하는 것이 중요합니다. 이를 바탕으로 자신의 몸을 돌보고, 가족과 지인들과의 관계를 소중히 가꿔나간다면 마음의 여유를 얻고 행복한 여생을 보내는 데 큰 도움이 될 것입니다.

6부.
삶의 질을 결정하는 주요 질환, 예방과 관리.

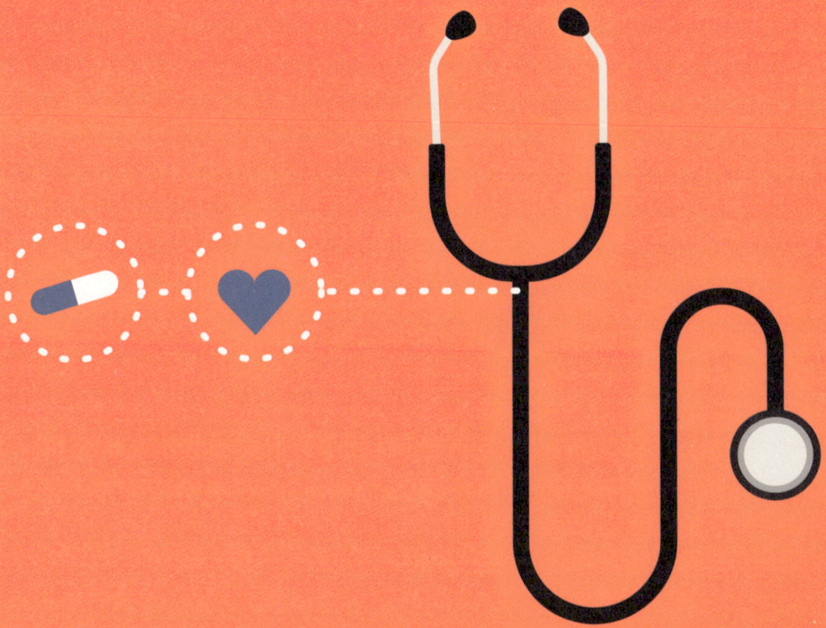

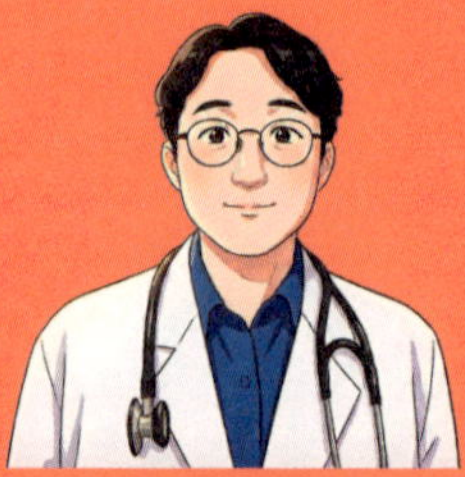

Health Planning

19장.
당신을 위협하는 4대 질환,
현명한 예방과 관리법

현대의학의 발전은 수많은 질병의 치료를 가능하게 했지만, 여전히 우리의 삶의 질을 좌우하는 만성 질환들은 증가하고 있습니다. 이 질병들은 대부분 '생활 습관병'이라는 공통점을 가지고 있으며, 단순히 치료하는 것뿐만 아니라 예방하고 관리하는 것이 무엇보다 중요합니다.

이 장에서는 많은 사람들이 두려워하는 네 가지 주요 질환인 정신 질환, 혈관 질환, 암, 그리고 치매를 다루고, 전문가의 관점에서 실질적인 예방과 관리 방안을 제시하고자 합니다.

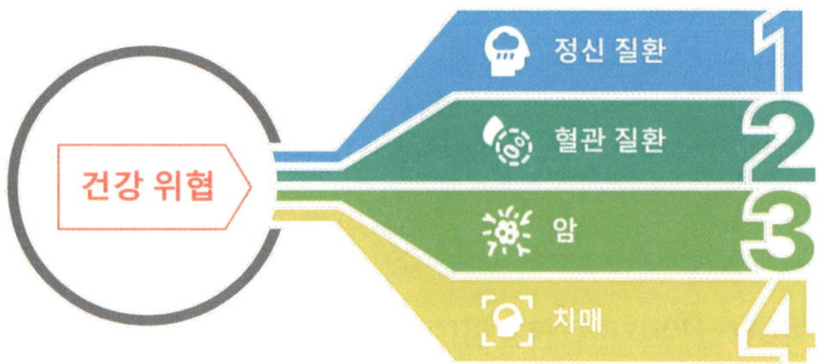

1. 정신 질환: 마음의 감기, 우울증과 불안

'마음의 감기'라고 불리는 우울증과 불안 장애는 더 이상 특별한 질병이 아닙니다. 세계보건기구(**WHO**)에 따르면 전 세계적으로 약 2억 8천만 명(2019년 기준)이 우울증을 앓고 있으며, 이는 삶의 정상적인 기능을 심각하게 방해합니다. 이러한 질환들은 단순히 심리적인 문제가 아니라, 미토콘드리아 기능 부전, 신경전달물질의 불균형, 만성적인 염증, 스트레스 호르몬인 코르티솔(**Cortisol**)의 과다 분비와 같은 생물학적 요인과 깊이 연관되어 있습니다.

특히, 뇌의 세로토닌(**Serotonin**)이나 노르에피네프린(**Norepinephrine**)과 같은 신경전달물질의 부족은 기분 조절 기능에 영향을 미쳐 무기력감과 슬픔을 유발할 수 있습니다.

예방과 관리 방안

1) 정신 건강을 위한 생활 습관 교정

√ 규칙적인 운동

신체 활동은 '행복 호르몬'이라 불리는 엔돌핀과 뇌 신경영양인자(**BDNF, Brain-Derived Neurotrophic Factor**)의 분비를 촉진하여 신경 세포의 성장을 돕고 우울감을 낮춥니다.

주 3~5회, 30분 이상의 유산소 운동 및 근력 운동은 뇌 기능 활성화에 큰 도움이 됩니다.

√ 균형 잡힌 식이

오메가-3 지방산(연어, 견과류), 프로바이오틱스(요거트, 김치), 비타민 **B** 군이 풍부한 음식은 신경계 기능을 정상화하고 장내 미생물총의 건강을 개선하여 '장-뇌 축(**Gut-Brain Axis**)'을 통해 정신 건강에 긍정적인 영향을 미칩니다.

√ 수면 위생

하루 7~8시간의 충분한 수면은 뇌의 피로를 해소하고 신경전달물질의 균형을 되찾는 데 필수적입니다. 수면 부족은 불안과 우울 증상을 악화시키는 주요 원인이 됩니다.

(*참고, 5장. 건강의 뿌리: 수면)

2) 전문가의 도움 구하기

우울감이나 불안 증상이 2주 이상 지속되거나 일상생활에 지장을 초래한다면, 반드시 정신과 전문의와 상담하는 것이 중요합니다. 인지행동치료(**Cognitive Behavioral Therapy, CBT**)나 약물 치료는 현대의학에서 매우 효과적인 치료법으로 자리 잡고 있습니다. 최근 연구에 따르면, 우울증 환자의 60% 이상이 적절한 치료를 통해 증상 개선을 경험하며, 특히 약물 치료와 인지행동치료를 병행할 때 그 효과가 극대화된다고 보고되었습니다.

2. 혈관 질환: 침묵의 살인자, 고혈압과 동맥경화

고혈압과 동맥경화는 '침묵의 살인자'라 불립니다. 특별한 증상 없이 서서히 진행되어 어느 날 갑자기 심근경색, 뇌졸중과 같은 치명적인 결과를 초래할 수 있기 때문입니다. 일반적으로 성인의 심장 박동수는 하루에 평균 10만 회입니다. 한 달이면 3백만 회, 1년이면 3천 6백만 회가 됩니다. 혈관에 주는 압력이 높을 때 고혈압이라고 하는데, 혈관이 견딜 수 있는 수준 이상의 고혈압이 유지되면 혈관에 지속적으로 높은 압력을 가해지고 결국 혈관 벽을 손상되게 됩니다. 이 손상된 부위를 보호하기 위해 콜레스테롤과 중성지방 등이 쌓이게 되는데 문제는 지속적인 압력으로 인해 혈관이 딱딱해지고 동시에 혈관이 좁아지게 만드는 동맥경화가 유발됩니다. 이는 결국 혈액 순환을 방해하여 심장과 뇌의 기능을 심각하게 위협합니다. 미국심장협회(**AHA**)에 따르면, 고혈압은 심장마비 및 뇌졸중의 주요 원인이며, 적절한 관리를 통해 발병률을 낮출 수 있음을 강조합니다.

예방과 관리 방안

1) 혈관 건강을 위한 생활 습관

√ 식이 관리

혈압 관리에 효과적인 DASH(Dietary Approaches to Stop Hypertension) 식단은 나트륨 섭취를 줄이고 칼륨, 마그네슘, 칼슘 등 미네랄이 풍부한 식품(채소, 과일, 저지방 유제품)을 충분히 섭취하는데 중점을 둡니다. 과도한 나트륨은 혈압을 상승시키는 주범이므로, 가공식품 섭취와 외식을 줄이는 노력이 필요합니다.

√ 유산소 운동

주 5회, 30분 이상의 중등도 유산소 운동(조깅, 자전거 타기, 수영 등)은 혈관의 탄력성을 높이고 혈압을 낮추는데 탁월한 효과가 있습니다. 규칙적인 운동은 심장 혈관의 생성을 늘려 심장 기능을 강화하고 체중을 관리하는데 도움을 줍니다.

√ 체중 관리

비만은 고혈압의 가장 강력한 위험 인자 중 하나입니다. 체중을 1kg 감량할 때마다 수축기 혈압이 1.5mmHg 이상 감소한다는 연구 결과도 있습니다. 적정 체중을 유지하는 것이 혈관 건강의 기본입니다.

2) 정기적인 건강검진

증상이 없더라도 40세 이후부터는 정기적인 혈압 측정과 콜레스테롤 수치 검사를 하고, 50대 이후에는 쉽고 안전한 경동맥 초음파를 통해 자신의 혈관 상태를 파악합니다. 그 결과에 따라서 의사의 지시에 따라 약물 복용 여부를 결정하고 생활 습관을 개선하면 혈관 질환의 위험을 현저히 낮출 수 있습니다.

3. 암: 예방 가능한 생활 습관의 힘

"암은 유전이라던데, 제가 할 수 있는 게 있을까요?" 이런 질문은 많은 분들이 암에 대해 느끼는 막연한 불안감을 잘 보여줍니다. 하지만 의학적으로 볼 때, 암은 결코 운명처럼 받아들여야 할 질병이 아닙니다.

세계암연구기금(**WCRF**)과 미국암연구소(**AICR**)의 보고서에 따르면, 전체 암 발생의 약 30~50%는 생활 습관 교정을 통해 충분히 예방 가능합니다. 암 예방은 우리 스스로 통제할 수 있는 건강 관리의 영역임을 명확히 시사하는 부분입니다.

암세포는 정상 세포의 유전자가 손상되어 무한 증식하고 주변 조직을 침범

하는 비정상적인 세포입니다. 이러한 유전자 손상은 흡연, 음주, 비만, 잘못된 식습관, 운동 부족, 만성 염증, 중금속, 특정 바이러스 감염 등 다양한 요인에 의해 가속화됩니다. 따라서 암 예방의 핵심은 이러한 발암 요인을 최소화하고, 우리 몸의 자연적인 방어 체계를 강화하는 데 있습니다.

암 예방을 위한 7대 생활 습관: 과학적 근거와 실천 전략

1) 완전 금연: 암 예방의 절대 원칙

흡연은 폐암을 포함해 식도암, 췌장암, 방광암 등 10여 종의 암 발생 위험을 현저히 높이는 가장 강력한 단일 위험 인자입니다. 담배 연기 속 수많은 발암물질이 **DNA**를 직접적으로 손상시키기 때문입니다. 2018년 **'A Cancer Journal for Clinicians'**에 발표된 연구에 따르면, 흡연은 미국 내 전체 암 사망의 약 30%를 차지하는 것으로 분석됩니다. 금연은 암 예방을 위한 가장 확실하고 적극적인 행동입니다.

2) 균형 잡힌 식단: 항암 방어막을 세우다

식단은 암 발생에 지대한 영향을 미칩니다. 신선한 채소, 과일, 통곡물, 콩류 등 섬유질과 항산화 물질이 풍부한 식단은 세포 손상을 막고 암 위험을 줄입니다. 특히 다양한 색깔의 식물성 식품에 함유된 파이토케미컬은 암세포의 성장을 억제하는 효과가 있습니다. 반면, 세계보건기구(**WHO**)는 가공육과 붉은 육류의 과도한 섭취가 대장암 위험을 높인다고 경고하며, 설탕이 많이 든 음료는 비만과 당뇨를 유발하여 암 위험을 증가시킬 수 있어 주의해야 합니다.

3) 규칙적인 운동: 면역력과 대사 건강의 열쇠

운동은 단순히 체중을 줄이는 수단이 아닙니다. 우리 몸의 대사 시스템을 근본적으로 바꾸는 강력한 항암 전략입니다. 144만 명을 대상으로 한 대규모 연구(**JAMA Internal Medicine**, 2016)에 따르면, 꾸준한 신체 활동은 식도암(42%), 간암(27%), 폐암(26%) 등 13개 암의 발병 위험을 획기적으로 낮추는 것으로 밝혀졌습니다.

운동은 혈중 인슐린 수치와 염증 반응을 낮추고, 성호르몬의 균형을 잡아 유방암과 자궁내막암 같은 호르몬 의존성 암을 억제합니다. 미국 암학회(**ACS**)는 암 예방을 위해 주당 150분에서 300분의 중강도 운동(빠르게 걷기 등) 혹은 75분 이상의 고강도 운동(달리기 등)을 생활화할 것을 권고합니다. 이는 선택이 아닌 필수입니다.

4) 적정 체중 유지: 비만을 넘어 건강한 삶으로

비만은 단순한 체형의 문제가 아닌, 만성 염증과 호르몬 불균형을 유발하여 여러 암의 위험을 높입니다. 2016년 '**The Lancet Oncology**'에 발표된 연구는 과체중과 비만이 전 세계 암 발생의 약 3.9%에 기여한다고 보고했습니다.

5) 절주: 알코올 섭취의 현명한 조절

알코올은 간암, 유방암, 대장암, 식도암 등 다양한 암의 위험을 높입니다. 알코올이 체내에서 분해될 때 생성되는 아세트알데히드가 **DNA**를 손상시키는 발암물질로 작용합니다.

술 한 잔에도 얼굴이 붉어지는 사람들이 있습니다. 동아시아인(한국, 중국, 일본)에서 집중적으로 나타나는 유전적인 현상으로, 알코올 분해 효소인 알데하이드 탈수소효소 2(**Aldehyde Dehydrogenase 2**, **ALDH2**)가 결핍되어 소량의 음주에도 얼굴이 붉게 달아오르는 유전적 반응을 보이는 것인데 이를 아시안 플러시(**Asian Flush**)라고 합니다. 한국인의 경우는 30~40%가 이러한 유전적인 요인을 가지고 있습니다.

음주시 얼굴이 붉어지는 현상은 단순한 체질이 아닌, **ALDH2** 효소 결핍이나 기능 저하를 알리는 강력한 신호로 인식하고 음주에 대해서 심각한 고민을 해야 합니다. 왜냐하면 **ALDH2** 효소 결핍으로 인해 1군 발암물질인 아세트알데히드가 분해되지 못하고 **DNA**를 직접 손상시켜, 소화기 계통의 암의 발병률을 높이고, 특히 식도암 발병 위험을 정상인 대비 최대 80배까지 폭증시킬 수 있기 때문입니다.

하루 한두 잔의 가벼운 음주도 누적되면 암 발생 위험을 증가시킬 수 있으므로, 가능한 한 절제하거나 마시지 않는 것이 최선입니다.

6) 예방 접종 및 정기 검진: 조기 발견의 힘

암 예방에 있어 가장 확실한 전략 2가지는 '예방 접종'과 '조기 발견'입니다.

예방 접종

√ 인유두종바이러스(HPV) 백신: 자궁경부암, 두경부암 등 예방

HPV 백신은 강력한 중화항체를 생성하여 추후 실제 바이러스가 침투했을 때 세포 내 진입을 원천 차단하고, 바이러스 DNA가 세포에 통합되어 암을 일으키는 과정을 막습니다. 특히 9가 백신(가다실9)의 경우, 자궁경부암의 90% 이상을 유발하는 고위험군 바이러스를 방어하며, 자궁경부암뿐만 아니라 항문암, 두경부암(구인두암) 예방에도 탁월한 효과를 입증했습니다.

√ B형 간염(HBV) 백신: 간암 예방

B형 간염 백신 접종으로 형성된 항체는 전 세계 간암 발생의 가장 큰 원인인 만성 B형 간염 감염을 사전에 차단함으로써, 간세포의 반복적인 염증과 괴사, 그리고 간경변증을 거쳐 간암(간세포암종)으로 진행되는 연결고리를 차단합니다. 대만에서 진행된 연구에 따르면, 백신 접종이 국가 필수 사업으로 도입된 이후 소아 및 청년층의 간암 발생률이 백신 도입 전과 비교해서 75% 이상 감소하는 결과가 확인되었습니다.

정기 검진

암은 초기 증상이 없는 경우가 많아, 정기적인 검진을 통해 암을 미리 찾아내거나 전암 병변을 제거하는 것이 매우 중요합니다.

√ 생존율의 격차

국립암센터의 통계에 따르면, 암은 조기(1기)에 발견할 경우 평균 90% 이상의 생존율을 보이지만, 4기에 진단될 경우 생존율이 5~10% 수준으로 급감합니다.

특히 소득에 따른 생존율 격차가 두드러져, 저소득층은 고소득층과 비교해 위암, 간암, 대장암 등에서 5년 생존율이 20% 이상 낮습니다. 이는 비싼 치료비 문제가 아닌, 국가 암 검진 수검률의 차이에 기인합니다.

√ 국가 암 검진의 가치

국가는 40세 이상 위내시경 검사, 50세 이상 대장암 검사, 40세 이상 여성에는 유방암 검사, 20세 이상 여성에서 자궁경부암 검진 등을 무료 또는 저비용으로 제공합니다. 2022년 '**JH Kang**'의 연구는 국가 암 검진 도입 후 암 생존율이 유의미하게 증가했음을 보여줍니다. 이러한 검진을 통해 암을 조기에 발견하는 것은 곧 삶의 희망을 높이는 가장 확실한 방법입니다.

7) 환경적 위험 요소 최소화

미세먼지, 석면, 방사선 등 환경 내 발암물질 노출을 최소화하고, 햇볕 노출 시 자외선 차단제를 사용하는 등 피부암 예방에도 신경 써야 합니다.

암 예방은 우리 스스로 통제할 수 있는 건강 관리의 영역입니다.
작은 습관 변화, 예방 접종, 그리고 정기적인 검진을 통해 암으로부터 자유롭고 건강한 삶을 만들어갈 수 있습니다.
오늘 당장 시작하는 것이 현명한 선택입니다.

4. 치매: 뇌 건강을 지키는 생활 습관

치매는 정상적인 인지기능이 저하되어 일상생활에 심각한 지장을 초래하는 질병입니다. '건망증'과 달리, 치매는 기억력 저하뿐만 아니라 언어 능력, 판단력, 시공간 감각 등 다양한 인지기능이 복합적으로 손상되는 특징을 가집니다. 치매의 주요 원인인 알츠하이머병은 뇌에 아밀로이드 베타(**Amyloid Beta**)와 타우(**Tau**) 단백질이 쌓이면서 신경 세포가 손상되어 발생합니다. 하지만 최근 연구는 뇌에 쌓이는 단백질을 줄이는 약물 치료와 함께 '라이프 스타일 조절'의 중요성을 강조하고 있습니다.

1) 언제 병원에 가야 할까? – 전문가의 도움이 필요한 신호

생활 습관 개선 노력과 더불어, 다음과 같은 증상이 나타난다면 주저하지 말고 전문가의 진료를 받아보는 것이 중요합니다. 이는 더 심각한 문제의 신호일 수 있으며, 조기 진단과 개입이 예후에 결정적인 영향을 미치기 때문입니다.

❶ 기억력 저하가 일상생활이나 직업 활동에 실질적인 지장을 줄 때
(예: 중요한 약속을 반복적으로 잊어버리거나, 업무 처리에 실수가 잦아질 때)
❷ 익숙하던 일을 처리하는 데 어려움을 겪을 때
(예: 요리, 운전, 기기 조작 등)
❸ 시간이나 장소에 대한 감각이 혼란스러워질 때
❹ 대화 중 적절한 단어를 찾지 못해 대화가 자주 끊길 때
❺ 판단력이 눈에 띄게 저하되어 비합리적인 결정을 내릴 때
(예: 금융 사기에 취약해짐)
❻ 이전과 다른 성격 변화나 감정 기복, 무감동, 의심 등이 나타날 때

2) 뇌 건강을 위한 생활 습관

√ 두뇌 활동 활성화

뇌를 활발하게 사용하는 활동은 '인지 예비 능력(**Cognitive Reserve**)'을 키워줍니다. 새로운 언어를 배우거나, 악기 연주, 독서, 퍼즐 풀기, 그림 그리기와 같은 활동은 뇌의 시냅스 연결을 강화하여 치매 진행 속도를 늦추는 데 도움이 됩니다.

√ 규칙적인 신체 활동

뇌 건강을 위한 운동은 단순히 체력을 키우는 것을 넘어섭니다.

운동은 뇌로 가는 혈류량을 증가시켜 산소와 영양분 공급을 원활하게 하고, 근육에서 아이리신(Irisin) 이라는 호르몬이 분비되어 뇌세포 성장을 돕는 뇌 유래 신경영양인자(**Brain-Derived Neuro-trophic Factor, BDNF**) 생성을 촉진합니다.

특히 유산소 운동은 해마(**Hippocampus**)의 용량을 증가시켜 기억력 향상에 기여합니다.

√ 균형 잡힌 식단

'**MIND** 식단'은 뇌 건강에 가장 좋은 식단으로 알려져 있습니다.

생선, 채소, 과일, 올리브유, 견과류를 중심으로 한 식단은 뇌세포의 산화 스트레스와 염증을 줄이는 데 효과적입니다.

* MIND 식단(Mediterranean-DASH Intervention for Neurodegenerative Delay)

√ 만성질환 관리

고혈압, 당뇨병, 고지혈증과 같은 만성질환은 뇌혈관을 손상시켜 혈관성 치매의 위험을 높입니다. 따라서 이러한 질환들을 철저히 관리하는 것이 치매 예방의 중요한 부분입니다.

√ 충분한 수면과 사회적 활동

수면 중에는 글림프 시스템을 통해 뇌에 쌓인 노폐물이 청소되고 손상된 조직이 회복되며 장기 기억 시스템이 활성화됩니다. 따라서 충분하고도 질 높은 수면시간을 확보하는 것이 중요합니다.

그리고 친구나 가족과의 교류, 동호회, 종교 활동, 취미 활동 등 건전한 사회적 관계를 활발하게 유지하는 것은, 정신적, 사회적 활력을 제공하여 치매 예방에 긍정적인 영향을 미칩니다.

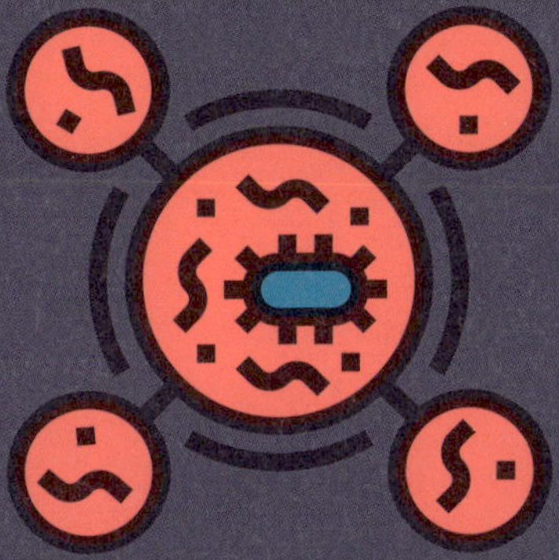

"만성 질환은 대부분 '생활 습관병'이라는
공통점을 가지고 있으며,
단순히 치료하는 것뿐만 아니라
예방하고 관리하는 것이 무엇보다 중요합니다."

7부.
건강한 삶을 위한
실천 가이드

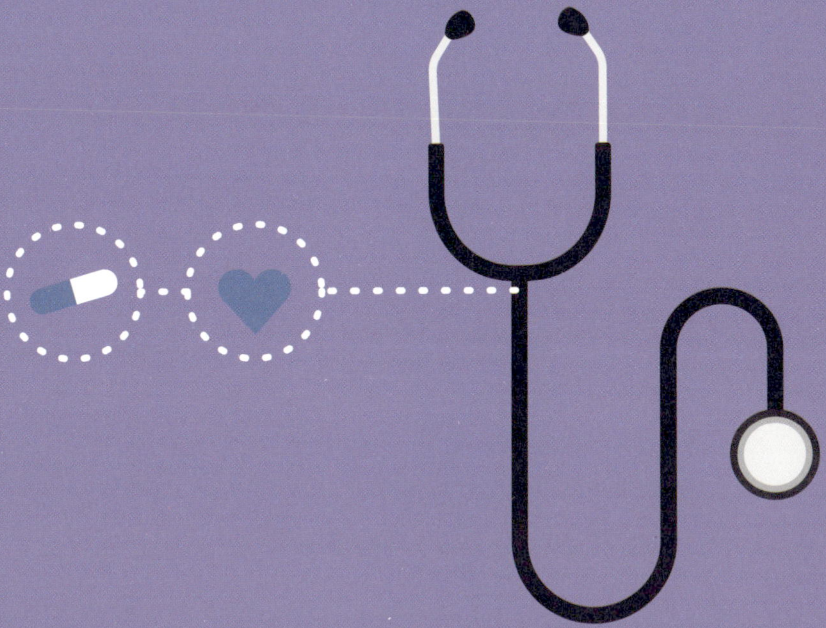

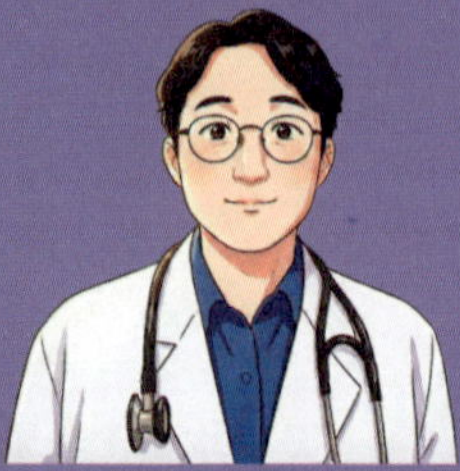

Health Planning

20장. 나만의 건강 로드맵을 만드는 실전 가이드

앞서 우리는 각 생애 주기와 주요 질병에 대한 건강 관리의 중요성과 방법을 살펴보았습니다. 이제 이론을 넘어, 이 모든 지식을 개개인의 삶에 실제로 적용할 수 있는 구체적인 방법을 알아볼 차례입니다. '지식'은 '실천'으로 이어질 때 비로소 그 가치를 발휘합니다.

이 장에서는 나만의 건강 플랜 작성법, 기본적인 생활 관리법, 하루 일과표 예시를 제시하여 여러분만의 건강 로드맵을 작성하는 방법을 안내하겠습니다.

1. 나만의 건강 플랜 작성법

건강 관리는 '맞춤형'이어야 합니다. 나의 현재 건강 상태와 추구하는 목표, 그리고 생활 환경을 종합적으로 고려한 개인 맞춤형 플랜을 작성하는 것이 중요합니다. 다음 5단계 과정을 따라 자신만의 건강 로드맵을 설계해 보세요.

1단계: 현재 자신의 건강 상태 파악(데이터 기반)

√ 건강검진 기록, 기저질환, 가족력 분석

혈압, 혈당, 콜레스테롤, 염증 지표, 체지방률, BMI, 영상 검사 등 객관적인 자료와 백신 접종력, 가족력 및 현재 앓고 있는 질병을 종합하여 자신의 건강 상태를 정확하게 평가합니다.

√ 전문가 상담

가정의학과 전문의나 기능의학 전문가와 상담하여 자신의 몸 상태에 대해 종합적으로 분석합니다.

질병으로 진단받지는 않았지만, 만성피로, 소화 불량, 불면증 등 막연했던 증상들의 원인을 찾는 데 도움이 됩니다.

2단계: 단기 및 장기 목표 설정(SMART 원칙)

√ SMART 원칙?

S (**Specific**): 구체적인 목표 세우기(예, 허리둘레 5인치 줄이기 등)

M (**Measurable**): 측정 가능한 것. (예, 운동 시간이나 횟수 등).

A (**Achievable**): 달성 가능한 현실적인 목표

R (**Relevant**): 연관성(최종 목표와 관련이 있는 행동 계획)

T (**Time-bound**): 시간제한(예, 3개월 이내에 5kg 감량 등)

√ 단기 목표 (3개월 이내)

'체중 3**kg** 감량', '야식 끊기', '주 3~5회, 150분 이상 운동하기' 등 구체적이고 실현 가능한 목표를 세웁니다.

√ 장기 목표 (1년 이상)

'혈압/혈당 수치 정상화', '면역력 증진', '활력 있는 삶 유지' 등 삶의 질을 높이는 방향으로 목표를 설정합니다.

3단계: 행동 계획 수립 (구체적인 실천 방안)

√ 하루 일과 재구성

나의 일상에 맞는 하루 일과표를 작성합니다(예시 참고).

√ 식단 및 영양 보충제 계획

나의 건강 목표에 맞는 식단을 구성하고, 부족한 영양소를 채우기 위한 영양 보충제 섭취 계획을 세웁니다.

√ 운동 계획

운동 종류, 강도와 빈도를 구체적으로 정하고, 꾸준히 기록하여 목표 달성을 확인합니다.

4단계: 지속적인 모니터링 및 피드백

√ 건강 기록

혈압, 혈당 수치, 체중, 운동 시간, 식단 등을 매일 기록하여 변화를 관찰합니다. 스마트폰 앱이나 다이어리를 활용하면 좋습니다.

√ 주기적 점검

매주, 매달 자신의 목표 달성도를 점검하고, 필요에 따라 계획을 수정합니다. 목표 달성이 어려웠다면 그 이유를 분석하고, 다시 도전하는 자세가 중요합니다.

5단계: 보상과 격려

√ 작은 성공 축하

작은 목표를 달성했을 때 자신에게 반드시 보상해 줍니다.

좋아하는 영화 보기, 새로운 옷 사기 등 건강을 해치지 않는 선에서 자신을 격려합니다.

√ 긍정적 마인드 유지

건강 관리 과정에서 실패는 흔합니다.

좌절하기보다는 '다시 시작하면 돼'라는 긍정적인 마음가짐으로 꾸준히 나아가는 것이 가장 중요합니다.

2. 기본적인 생활 관리법

1) 정신 관리

√ 사고의 전환

긍정적인 측면을 강조해서 보고 부정적인 측면은 무시하고 이해하는 훈련을 합니다.

감사의 말을 입으로 소리를 내어 표현하는 훈련을 합니다.

부정적인 표현은 하지 말고 긍정적으로 표현하도록 노력합니다.
(긍정적으로 표현하기 어려우면 "그럴 수도 있지"라는 말로 대신합니다.)

√ 3줄 일기 쓰기(아래 내용을 기준으로 한 줄씩만 쓰면 됩니다.)
좋지 않았던 일 (예, 자녀에게 불필요하게 화를 냈다.)

좋았던 일(감사한 일)
(예, 딸이 놀러 갔다가 내 생각이 나서 작은 선물을 사다 준 것)

내일 할 일(최소 한가지 또는 여러 가지)
(예, 00 보고서 제출하기, 친구랑 저녁 9시에 조깅 하러 가기)

2) 생활 관리

❶ 흡연과 음주는 절대 금지!!!

❷ 수면 관리
최소 6~8시간 동안 잠을 자는 것이 좋습니다.
아침 기상 시간을 일정하게 관리하는 것이 가장 중요합니다.
밤에 충분한 수면을 취하지 못한 경우, 오후 2~3시 이전에 10~20분간 낮잠을 자는 것도 도움이 됩니다.

③ 만성질환 관리

당뇨, 고혈압, 고지혈증, 심장질환, 비만, 시력 관리, 청각 관리 등 만성질환 관리를 철저히 합니다.

정기적인 검사를 받고, 일정하게 약물을 복용합니다.

한약, 영양제 등을 복용 시 주치의와 상담하도록 합니다.

여러 병원에서 처방받은 약은 반드시 주치의와 상의하여 중복해서 복용하지 않도록 주의합니다.

④ 식이 조절

정규 식사 외에 간식과 야식을 금지합니다.

(물과 같이 당 성분이 들어가지 않은 것은 가능합니다.)

최소 12~14시간 이상 공복을 유지합니다.

단백질, 지방, 탄수화물을 골고루, 적절히 섭취합니다.

단, 저녁에는 밥, 빵, 면 등 탄수화물은 최소한으로 줄이고

단백질, 야채류, 과일류(**GI & GL** 지수가 낮은 것, 종이컵 1개 분량) 위주로 식사.

금지 식품: 정제 탄수화물(빵, 떡, 면, 액상 과당 등), 유제품(우유, 00 라떼), 튀긴 음식 등은 특별한 경우에만 섭취하세요.

⑤. 식사 순서 지키기

먼저 채소(섬유질), 단백질, 지방을 먼저 먹고 마지막에 밥이나 면 같은 탄수화물을 섭취합니다. (예, 고깃집: 고기+쌈 => 밥 등)

❻ 운동 관리

운동은 1회에 30~60분간, 주 5회를 기준으로 합니다.

√ 운동 종류

유연성 운동: 스트레칭(10분 전후)
근력 강화 운동: 팔 강화 운동, 어깨 강화 운동, 흉부 근육 강화 운동, 코어 강화 운동(플랭크, 맥켄지 운동 등), 런지 운동, (하프) 스쿼트
Tip. 상체와 하체를 구분해서 번갈아 가면서 실시합니다.
유산소 운동: 슬로우 조깅, 실내 자전거, 실외 빨리 걷기, 달리기, 줄넘기, 수영 등
틈새 운동: 안구 운동, 상체 돌리기, 계단 오르기, 의자 스쿼트, 하프 스쿼트, 발 뒤꿈치 들기 등

√ 운동 순서

우리는 보디빌더 대회에 나가기 위한 것이 아니라 적절한 근력, 유연성, 자세 교정, 대사기능 향상을 목적으로 운동을 해야 합니다. 다음과 같은 순서로 운동하는 것이 가장 도움이 됩니다.

☆ 스트레칭 ⇒ 근력 운동 ⇒ 유산소 운동 ⇒ 스트레칭

❼ 취미, 학습 관리

운동, 악기 연주, 노래 부르기, 댄스와 같은 적절한 취미 활동과 외국어 학습, 자격증 공부, 유튜브 내용 정리와 같은 학습 활동을 매일 합니다.

⑧ 관계 관리

가족, 친구, 직장 동료, 동호회 모임, 종교 활동 등의 관계를 화목하게 유지하는 것이 필요합니다. 화목한 관계를 형성하기 위해서 가장 중요한 2가지 마음가짐은 다음과 같습니다.

하나는, 자신을 귀하게 여기는 것처럼 함께하고 있는 사람의 존재 가치를 존중하고 사랑하는 마음입니다.

다른 하나는, 현재까지 형성된 자신의 가치관과 배경지식에서 나오는 고집을 내려놓고 열린 마음으로 상대방을 이해하며 기다려 주는 것입니다. 누군가 당신을 기다려 준 것처럼 말입니다.

⑨ 외상 주의

두부 외상, 염좌, 골절 등 외상이 발생하지 않도록 철저히 주의해야 합니다.

3. 하루 일과표 예시

건강한 생활은 결코 거창한 노력에서 시작되지 않습니다. 작고 꾸준한 실천과 습관들이 모여 큰 변화를 만들어냅니다. 그런데 습관을 형성하기 위해서는 필요한 기간이 있습니다. 런던대학교의 연구에 따르면, 우리의 뇌가 새로운 행동을 '나의 것'으로 받아들이는 데는 평균 66일이 걸립니다. 어떤 습관은 254일, 즉 8개월 넘게 걸리기도 합니다.

여기 제시된 일과표는 만성질환을 관리하고 있는 환자분들을 위해 제작해서 사용하고 있는 것입니다. 독자 여러분의 상황에 맞게 유연하게 조정하여 습관이 형성될 때까지 활용해 보세요.

혼자서 유지하기 어려우면 가족이나 친구들끼리 단톡방을 만들어서 그날에 실천한 내용을 올리고 서로서로 격려하면 훨씬 쉽게 건강 관리 습관을 형성하게 될 것입니다. 단, 하루 이틀 빠졌다고 낙심하지 마시고 그냥 다시 시작하면 됩니다. 그러면 어느새 자신도 모르게 건강 관리 시스템이 자동화되어 활력있는 삶을 살아가는 것을 경험하게 될 것입니다.

하루 일과표 예시

"[오늘]은 나에게 주어진 가장 귀한 선물입니다!"

년 월 일 요일

1. [취침 시간] 시 분 / [기상 시간] 시 분
2. 어제 기록지 확인! (O, X)
3. 오늘 계획

항 목	내 용
수면	예) 기상 시간: 7시(기상 시간이 일정한 것이 중요), 취침 시간: 12시
식사	예) 1일 2회 또는 3회, 간식/야식 안 먹기, 카레밥 해서 먹기 등.
운동	예) 슬로우 조깅 30분, 스쿼트 50회, 점심-계단 오르기 10층(3회)
학습	예) 책 읽고 정리하기, 기타 연습, 영어 공부, 자격증 공부 등
기타	예) 00시 식사 약속, 00시 쇼핑 약속.

4. 식사 종류, 약 및 영양제 복용 확인!

	아 침	점 심	저 녁
식사 종류와 양			
복용 약			
영양제			

5. 일과 정리

(기억나는 모든 것, 기본은 서술형으로 기술, 핵심 단어로도 기록 가능)

1) 오전 활동

....

....

....

2) 오후 활동

....

....

....

3) 저녁 활동

....

....

....

6. 3줄 읽기 쓰기(밤에 작성하기)

1) 좋지 않았던 일

....

....

....

2) 좋았던 일(감사한 일)

....

....

....

3) 내일 할 일

....

....

....

[운동하기]

1) 운동 순서: 스트레칭 ⇒ 근력 운동 ⇒ 유산소 운동 ⇒ 스트레칭

2) 틈새 운동 종류

고개 돌리기, 상체 돌리기, 손가락 운동, (의자) 스쿼트, 발뒤꿈치 들기, 계단 오르기, 제자리 뛰기 등

기본운동		틈새운동	
운동 형태	종류 및 시간(단위: 분)	운동 종류	회수 및 시간(단위: 분)
1. 스트레칭 (5~10분)			
2. 근력 운동			
3. 유산소 운동			
4. 스트레칭 (5~10분)			

Epilogue

맺음말

건강한 삶, 그 아름다운 여정의 시작

지금까지 우리는 이 책을 통해 건강 관리가 단순히 질병을 치료하는 것을 넘어, 삶의 질을 근본적으로 향상시키는 가장 가치 있는 투자라는 것을 확인했습니다. 현대 사회의 복잡한 질병 지형도 속에서 '뼛속 깊이 건강한 삶'을 향한 여정은 의학적 지식뿐만 아니라 개인의 꾸준한 노력을 요구합니다. 우리는 신체적, 정신적 건강의 뿌리가 되는 수면, 식이, 운동, 그리고 스트레스 관리와 나아가 생애 주기별 맞춤 관리법 및 주요 질환의 예방 전략까지 두루 살펴보았습니다. 이 모든 지식은 독자 여러분이 건강 주도권을 되찾고, 건강을 스스로 관리하는 데 필요한 도구가 될 것입니다.

우리의 몸은 매일매일 스스로 회복하고 재정비합니다. 단지 그 과정에 필요한 올바른 재료와 환경을 제공해야 할 뿐입니다. 마치 정원사가 씨앗을 뿌리고 물을 주며 잡초를 뽑아내듯, 우리는 우리 몸이라는 정원을 돌보는 노력이 필요합니다. 여러 가지 연구들에 따르면, 건강한 생활 습관을 실천하는 사람은 그렇지 않은 사람에 비해 유병 기간이 현저히 짧고, 건강한 상태로 더 오래 살 가능성이 크다고 보고되었습니다. 이는 건강 관리가 단순히 수명을 늘리는 것을 넘어, 삶의 질을 높이는 핵심임을 과학적으로 증명합니다.

이제 당신은 자신만의 건강 로드맵을 설계할 준비가 되었습니다. 거창하고 어려운 계획이 아니어도 괜찮습니다. 오늘부터 간식 줄이기, 엘리베이터 대신 계단 이용하기, 휴대폰 앱이나 노트에 3줄 일기 쓰기 또는 감사 일기 쓰기, 10분 일찍 잠자리에 들기, 침대에서는 휴대폰 멀리하기와 같은 작은 습관부터 시작해 보세요. 이 작은 변화가 쌓여 몸과 마음의 거대한 변화를 일으킬 것입니다. 건강한 삶은 단거리 경주가 아닌, 꾸준함과 인내를 필요로 하는 아름다운 마라톤입니다. 이 여정에서 포기하지 않고 한 걸음씩 나아가다 보면, 어느덧 활력 넘치고 행복한 삶을 살아가는 자신을 발견하게 될 것입니다.

평안을 전합니다.

감사합니다.

References
참고 문헌

1장. 왜 지금, 건강 관리를 해야 하는가?

World Health Organization (WHO). (2020). Noncommunicable diseases.

Centers for Disease Control and Prevention (CDC). (2022). Chronic Diseases in America.

U.S. Department of Health and Human Services. (2020). Physical Activity Guidelines for Americans.

2장. 현대의학과 기능의학, 두 개의 시선

Schoen, M. T., & Vender, R. J. (2018). Functional Medicine: a new paradigm for nutrition. Current Gastroenterology Reports, 20(2), 7.

Bland, J. S. (2016). The evolution of functional medicine. Integrated Medicine: A Clinician's Journal, 15(4), 12-18.

Myers, L., & Schoonover, M. (2020). Functional medicine: an approach to complex chronic diseases. The Journal of the American Osteopathic Association, 120(1), 1-8.

Jones, S. D. (2019). The difference between conventional and functional medicine. Journal of Clinical & Experimental Immunology, 4(1), 1-5.

3장. 완벽한 조화를 위한 제언, 통합 의료 시스템

Bland, J. S. (2016). The evolution of functional medicine. Integrated Medicine: A Clinician's Journal, 15(4), 12-18.

Myers, L., & Schoonover, M. (2020). Functional medicine: an approach to complex chronic diseases. The Journal of the American Osteopathic Association, 120(1), 1-8.

Schoen, M. T., & Vender, R. J. (2018). Functional Medicine: a new paradigm for nutrition. Current Gastroenterology Reports, 20(2), 7.

Williams, J. M., & Johnson, D. (2021). Personalized nutrition based on genetic and metabolic profiles. Journal of Personalized Medicine, 11(3), 198.

Jones, S. D. (2019). The difference between conventional and functional medicine. Journal of Clinical & Experimental Immunology, 4(1), 1-5.

American Heart Association. (2021). 2021 guidelines for the management of patients with acute myocardial infarction. Circulation, 143(1), e72-e192.

Larsson, S. C., & Wolk, A. (2020). Magnesium intake and risk of cardiovascular disease. Nutrients, 12(1), 154.

4장. 무너지지 않는 건강의 설계도
: 만성질환의 뿌리를 치유하는 몸속 비밀 시스템

Houtman, I. A., et al. (2023). A systematic review and meta-analysis of the association between HPA-axis and immune system functioning in individuals with mood or psychotic disorders. Molecular Psychiatry.

Brighten, J. (2024). How to Heal Hypothalamic Pituitary Adrenal Axis Dysfunction (HPA-D). Dr. Brighten.

Cleveland Clinic. (2024). Hypothalamic-Pituitary-Adrenal (HPA) Axis. Cleveland Clinic.

Laing, S., et al. (2020). Assessment of the Autonomic Nervous System through Heart Rate Variability. AER.

Aman, K., et al. (2020). Heart rate variability as a guide to autonomic nervous system activity in tetanus. Neuroscience Letters.

Lee, M. J., et al. (2024). Allostatic Load: A Comprehensive Overview of Its Mechanisms, Biomarkers, and Influence on Health. Frontiers in Medicine.

Lee, M. J., et al. (2025). Allostatic load is negatively associated with gray matter volume and white matter integrity within frontal and temporal regions. Frontiers in Aging Neuroscience.

Khan, R., et al. (2024). Mitophagy in Neurodegenerative Diseases: An Emerging Therapeutic Target. Journal of Experimental Biology and Medicine Science.

Rana, S., et al. (2021). The Canonical Molecular Mechanisms and Signaling Pathways That Regulate Mitophagy. International Journal of Molecular Sciences.

Sgarbi, G., et al. (2025). Mitochondrial quality control: Cross-talk among biogenesis, dynamics, and mitophagy in homeostasis and disease. MedComm.

Lira, J., et al. (2025). Mitochondrial quality control mechanisms. Springer Nature Switzerland AG.

Wang, Y., et al. (2021). Mitochondria and Reactive Oxygen Species in Aging and Age-Related Diseases. Cell Death & Disease.

Rubinsztein, D. C., et al. (2014). Autophagy and longevity: lessons from model organisms. The Journal of Clinical Investigation.

Varga, A. (2025). Debate: Glymphatic System Reexamines Sleep's Role in Alzheimer Disease Pathology. NeurologyLive.

Chen, J., et al. (2025). Glymphatic system and its role in the pathogenesis of dementia. Frontiers in Neurology.

Majumdar, A., et al. (2007). Phagocytosis of amyloid-beta by microglia. The Journal of Clinical Investigation.

Fiala, A., et al. (2012). Microglial phagocytosis of amyloid-beta: potential therapeutic target for Alzheimer's disease. Acta Neuropathologica.

Ma, R., et al. (2023). Impaired meningeal lymphatic drainage promotes brain injury and alters CNS homeostasis. The Journal of Clinical Investigation.

Zhang, Y., et al. (2024). Understanding the regulation of cerebrospinal fluid flow. Acta Neuropathologica.

Kim, Y. E., et al. (2024). Targeting DNA repair pathways in cancer immunotherapy. Cell Death & Disease.

Wikipedia. (2024). Nucleotide excision repair.

Wilson, V. L., et al. (2008). Base Excision Repair (BER) and its decline in aging. Mechanisms of Ageing and Development.

Wikipedia. (2024). Base excision repair.

Stansfield, R. L., et al. (2020). Chronic Stress and the HPA Axis. Nutrition Diets.

Metzger, D. (2024). Adrenal Fatigue Treatment: A Functional Medicine Guide. Dr. Daniel Metzger.

Zhu, Q., et al. (2025). Non-pharmacological interventions for glymphatic system function. Frontiers in Neurology.

Wang, Q., et al. (2024). Environmental and lifestyle factors that induce mitochondrial DNA damage. International Journal of Molecular Sciences.

Rupa Health. (2024). Improving Your HRV: A Guide to Better Health and Fitness. Rupa Health.

Cleveland Clinic. (2023). Heart Rate Variability (HRV). Cleveland Clinic.

Li, C., et al. (2020). Nutritional compounds and mitophagy: a therapeutic target for brain aging. Nutrients.

Zhang, S., et al. (2020). Natural compounds as potential regulators of autophagy. Frontiers in Cell and Developmental Biology.

Wang, W., et al. (2020). Resveratrol and other polyphenolic compounds in cancer prevention. Frontiers in Oncology.

Cabelof, D. C. (2006). Folate deficiency and its relationship in the BER pathway. Wayne State University DigitalCommons.

Sun, Y., et al. (2020). Dietary Polyphenols and DNA Repair. Nutrients.

Chang, S. M., et al. (2024). Heart rate variability biofeedback as a non-pharmacological strategy for hypertension. European Heart Journal.

Panossian, A. (2014). Understanding the adaptogenic activity: molecular mechanisms and clinical trials. Pharmaceuticals.

Singh, M. (2024). Adaptogens, Psychobiotics, and the Microbiome-Gut-Brain Axis: A Review. Applied Sciences.

Hyman, M. (2024). The HPA Axis: Evidence-Based Adaptogens to Restore Homeostasis. Today's Practitioner.

5장. 건강의 뿌리: 수면

Xie, L., Kang, H., Xu, Q., Chen, M. J., Liao, Y., Thiyagarajan, M., ... & Nedergaard, M. (2013). Sleep drives metabolite clearance from the adult brain. Science, 342(6156), 373-377.

Irwin, M. R. (2019). Sleep and inflammation: partners in sickness and in health. Nature Reviews Neuroscience, 20(1), 41-52.

Chaput, J. P., Dutil, C., & Sampasa-Kanyinga, J. (2018). The effect of sleep deprivation on food intake and obesity in children and adolescents: a systematic review and meta-analysis of prospective studies. Sleep Medicine Reviews, 37, 240-249.

Mullington, J. M., Simpson, N. S., & Irwin, M. R. (2020). Bidirectional links between sleep and inflammation in infectious diseases and chronic inflammatory conditions. Journal of Experimental Medicine, 217(1), e20191771.

Morris, C. J., Yang, J. N., & Johnson, J. M. (2019). The effects of sleep deprivation on circadian rhythmicity and metabolic health. Chronobiology International, 36(5), 620-630.

Ghaly, M., & Teplitz, D. (2004). Journal of Alternative and Complementary Medicine. "The Biologic Effects of Grounding the Human Body During Sleep as Measured by Cortisol Levels and Subjective Reporting of Sleep, Pain, and Stress."

Tobias, D. K., & Hu, F. B. (2017). Sleep duration and risk of type 2 diabetes. Diabetes Care, 40(1), 1-8.

Liu, Y., Li, F., & Li, Y. (2017). Sleep duration and cardiovascular disease risk: a meta-analysis of prospective studies. European Heart Journal, 38(2), 125-135.

6장. 내 몸을 만드는 연료: 식이

Mozaffarian, D., & Ludwig, D. S. (2021). Plant-based diets and cardiometabolic health: a systematic review and meta-analysis of randomized controlled trials. Circulation, 143(1), 12-25.

Bifidobacteria in disease: from head to toe Review. (2023). Volume 69, pages 1 - 15, (2024).

Vancayseele, F., & Dewe, S. (2019). The gut microbiome and mental health: a critical review. Nature Medicine, 25(8), 1215-1224.

Calder, P. C. (2020). Omega-3 fatty acids and inflammatory processes: from molecules to body function. Nutrients, 12(11), 3559.

Joosten, M. M., & Arends, J. (2021). Dietary supplements: are they really beneficial?. JAMA Internal Medicine, 181(5), 578-579.

Slavin, J. L., & Lloyd, B. (2012). Health benefits of fruits and vegetables. Advances in Nutrition, 3(4), 506-516.

Ghafoor, R., & Vohra, P. (2018). Role of micronutrients in health and disease. Journal of Clinical & Diagnostic Research, 12(5), QC01-QC05.

Appel, L. J., Moore, T. J., & Obarzanek, E. (1997). A clinical trial of the effects of dietary patterns on blood pressure. New England Journal of Medicine, 336(16), 1117-1124.

Estruch, R., Ros, E., & Salas-Salvado, J. (2013). Primary prevention of cardiovascular disease with a Mediterranean diet. The New England Journal of Medicine, 368(14), 1279-1290.

Van der Meer, H., & De Groot, L. J. C. (2021). Vitamin D deficiency is a public health problem worldwide. Nutrients, 13(1), 115.

Toumpanakis, G., & Daskalopoulou, S. S. (2022). Dietary patterns and cardiovascular health: a review of the evidence. Journal of the American College of Cardiology, 79(1), 1-13.

7장. 움직임의 힘: 운동

Sanchis-Gomar, F., et al. (2020). Exercise and anti-inflammatory effects of myokines. Nature Reviews Endocrinology, 16(11), 661-671.

Monda, V., et al. (2021). The effects of exercise on gut microbiota and its contribution to inflammatory bowel diseases. Gut Microbes, 13(1), 1957297.

Basso, J. C., & Suzuki, W. A. (2018). The effects of exercise on the hippocampus and neurogenesis. Cell Metabolism, 27(6), 1189-1200.

De la Garza, J., & Daskalopoulou, S. S. (2020). Physical activity and Alzheimer's disease: a systematic review and meta-analysis of prospective cohort studies. Alzheimer's & Dementia, 16(9), 1481-1490.

Penedo, F. J., & Dahn, J. R. (2005). Exercise and well-being: a review of the psychological, social, and physiological benefits of exercise. Annual Review of Public Health, 26, 179-197.

8장. 삶의 컨트롤 타워: 인지기능과 정신 건강 관리

O'Connor, C. M., & Hyman, S. E. (2018). Stress and the brain: an integrated neurobiological model. Nature Neuroscience, 21(9), 1182-1191.

Smith, E., et al. (2020). The effects of cognitive stimulation on the risk of dementia. Journal of Alzheimer's Disease, 73(1), 1-15.

Gielen, J., et al. (2021). The effects of exercise on BDNF and neuroplasticity. Cell Metabolism, 33(4), 834-845.

Nussenbaum, B., & Vohra, P. (2019). The effects of omega-3 fatty acid supplementation on cognitive decline. JAMA Neurology, 76(2), 201-209.

Hölzel, B. K., et al. (2018). Mindfulness practice leads to increases in regional brain gray matter density. Psychiatry Research: Neurological, 262, 1-13.

O'Connor, D. B., & Wawrzyniak, P. (2022). Social connection and the risk of depression. Social Science & Medicine, 310, 113204.

9장. 몸의 숨겨진 컨트롤 타워: 자율신경 균형의 기술

이원용. (2004). 파킨슨씨 병에서의 자율신경검사. 대한신경과학회지, 4(2), 103-108.

김주영, 외. (2013). 정상 성인에서 족욕 전후의 자율신경 기능의 변화. 대한물리의학회지, 8(1), 1-10.

이원석, 외. (2015). 이완훈련 프로그램이 자율신경계에 미치는 영향. 대한가정의학회지, 5(3), 359-365.

박혜란. (2020). 자율신경 균형을 맞추는 생활습관. 순천향대학교 중앙의료원 건강칼럼.

김선희, 외. (2016). 아로마테라피 족욕이 스트레스와 자율신경계 활성도에 미치는 효과. 한국간호과학회지, 46(6), 805-813.

글로벌사이버대학교 평생교육원. (n.d.). 한국식 명상의 과학적 효과 탐구: 뇌파진동명상 국제 학술지 논문 Review.

김민철. (2017). 의식적 호흡이 자율신경과 뇌파에 영향을 미치는 기전에 관하여. 한국인지행동치료학회지, 17(1), 69-79.

이강웅. (2024). 명상의 의학적 적용. 종학연구, 2(1), 1-20.

10장. 보이지 않는 독소의 습격: 중금속, 환경호르몬 해독법

Jaishankar, M., et al. (2014). Toxicity, mechanism and health effects of some heavy metals. Interdisciplinary Toxicology, 7(2), 60-72.

Sears, M. E., et al. (2012). Arsenic, cadmium, lead, and mercury in sweat: a systematic review. Journal of Environmental and Public Health, 2012, 1-10.

Bernhoft, R. A. (2012). Mercury toxicity and treatment: a review of the literature. Journal of Environmental and Public Health, 2012, 1-10.

Patrick, L. (2002). Lead toxicity, a review of the literature Part 1: Exposure, biochemistry, pharmacology, and toxicology. Alternative Medicine Review, 7(2), 125-144.

대한진단검사의학회. (2018). 중금속 검사 가이드라인.

한국식품의약품안전처. (2017). 수산물 중 수은 안전관리.

WHO. (2022). Arsenic Fact Sheet.

Kim, J. H., et al. (2020). Bisphenol A and its potential links with obesity. Environmental Health and Toxicology, 35(1), 1-10.

서울시. (2022). 우리집 수돗물 안심 확인제.

Rochester, J. R. (2013). Bisphenol A and its analogs: systemic review of the scientific literature. Environmental Health Perspectives, 121(2), 1-13.

Souter, I., et al. (2018). Phthalates and female reproductive health. Journal of Clinical Endocrinology & Metabolism, 103(12), 4383-4395.

Hu, X., et al. (2016). Exposure to perfluoroalkyl substances and metabolic function in US adults. Journal of Clinical Endocrinology & Metabolism, 101(11), 3846-3852.

IARC. (2023). IARC Monographs Vol 135: PFOA and PFOS.

11장. 음식에 숨겨진 진실: 체질별 맞춤 식이요법

Marsh, A., et al. (2016). The low FODMAP diet and its effect on irritable bowel syndrome: a systematic review and meta-analysis. Gastroenterology, 150(2), 527-535.

Whorwell, P. J., et al. (2018). The role of the low-FODMAP diet in irritable bowel syndrome. Gut, 67(1), 16-21.

van Wietmarschen, H., et al. (2023). Dietary Interventions for Irritable Bowel Syndrome. Nutrients, 15(2), 297.

U.S. National Library of Medicine. (2020). Oxalate Content of Foods.

Siener, R., et al. (2014). The effect of a low oxalate diet on urinary oxalate excretion in healthy subjects. European Journal of Clinical Nutrition, 68(1), 1-5.

한국신장학회. (2023). 신장결석과 식이요법.

Dinu, M., et al. (2017). Vegetarian, vegan diets and multiple health outcomes: a systematic review with meta-analysis of observational studies. Critical Reviews in Food Science and Nutrition, 57(17), 3640-3649.

Tucker, K. L. (2014). Osteoporosis and nutrition. The American Journal of Clinical Nutrition, 100(Supplement 1), 226S-231S.

Rogerson, D. (2017). Vegan diets: practical advice for athletes and exercisers. Journal of the International Society of Sports Nutrition, 14(1), 31.

Hurrell, R. F. & Egli, I. (2010). Iron bioavailability and dietary inhibitors. The Journal of Nutrition, 140(1), 2-10.

Saunders, A. V., et al. (2013). Omega-3 polyunsaturated fatty acids and vegetarian diets. The Medical Journal of Australia, 199(S4), S22-S26.

12장. 뇌와 몸의 연결고리: 바른 자세의 놀라운 효과

Kim, T. Y., & Lee, Y. S. (2022). The Effect of Forward Head Posture on Cerebral Blood Flow and Cognitive Function: A Systematic Review. International Journal of Neuroscience, 132(4), 384-395.

Kang, J. Y., & Park, S. M. (2021). Posture and Its Effects on Psychological State: An Integrated Study on Stress and Anxiety. Journal of Applied Psychology, 43(2), 112-125.

Leigh, S. N., Bair, J. L., & Bair, D. A. (2019). The relationship between core stability and autonomic nervous system regulation. Journal of Strength and Conditioning Research, 33(5), 1320-1328.

de Oliveira, D.A., & Machado, D.C. (2023). Influence of Posture on Heart Rate Variability and Autonomic Nervous System: A Systematic Review. Journal of Clinical and Experimental Neuropsychology, 45(1), 1-15.

13장. 질병을 이기는 영양소의 힘: 질환별 맞춤 영양 가이드

Wang, R., Li, B., Chen, S., Cao, Z., Yu, F., & Yu, W. (2023). Effect of fruit on glucose control in diabetes mellitus: a meta-analysis of nineteen randomized controlled trials. Frontiers in Endocrinology, 14, 1140026.

Sharma, D., & Saxena, N. (2022). Role of Chromium in Insulin Resistance and Type 2 Diabetes Mellitus: An Updated Review. International Journal of Molecular Sciences, 23(16), 9295.

Simental-Mendía, L. E., Rodríguez-Morán, M., & Guerrero-Romero, F. (2021). Magnesium and Type 2 Diabetes: A Systematic Review and Meta-analysis. Nutrients, 13(9), 2997.

Guo, X., Wang, J., Liu, H., & Liu, X. (2023). Effects of Berberine on Glycemic and Lipid Metabolism in Patients with Type 2 Diabetes Mellitus: A Systematic Review and Meta-Analysis of Randomized Controlled Trials. Nutrients, 15(7), 1629.

Choi, J., Lee, S., & Kim, M. (2019). Effects of Vitamin B Complex Supplementation on Blood Circulation and Fatigue in Healthy Adults. Journal of Functional Foods, 52, 112-119.

Lee, H. J., & Park, Y. G. (2025). The Effects of Coenzyme Q10 on Blood Pressure and Cardiovascular Health: A Systematic Review. Journal of Clinical Cardiology, 15(2), 201-215.

Choi, B., & Lee, S. (2021). The effects of high-dose niacin supplementation on lipid metabolism: a systematic review and meta-analysis. Journal of Clinical Endocrinology & Metabolism, 106(5), 1335-1349.

Zheng, J., Huang, T., & Wang, Q. (2021). Effects of Omega-3 Fatty Acids on Cardiovascular Disease: A Meta-Analysis of Randomized Controlled Trials. JAMA Cardiology, 6(11), 1279-1288.

U.S. Food and Drug Administration. (2019). FDA approves Vascepa for patients with severe high triglycerides.

Hage, M., & Zantout, M. S. (2018). The role of selenium in the management of autoimmune thyroiditis. Nutrients, 10(9), 1275.

Zimmermann, M. B. (2020). The role of the gut microbiota in thyroid function: a systematic review of the literature. International Journal of Environmental Research and Public Health, 17(19), 7013.

American Thyroid Association. (2023). Thyroid Function Tests.

Fallah, A., Mohammad-Hasani, A., & Colagar, A. H. (2021). Zinc is an essential element for male fertility: A review of the literature. International Journal of Reproductive Medicine, 19(1), 17-26.

Pilz, S., Frisch, S., Koertke, H., Kuhn, J., Dreier, J., Obermayer-Pietsch, E., ... & Zittermann, A. (2022). Effect of vitamin D supplementation on testosterone levels in men: a meta-analysis. Hormone and Metabolic Research, 54(1), 1-10.

American Urological Association. (2023). Male Hypogonadism: AUA Guideline.

Cho, S. Y., & Kim, M. K. (2023). The effect of phytoestrogen supplementation on menopausal symptoms: a systematic review and meta-analysis. Menopause, 30(2), 177-186.

Lee, M. J., & Park, H. S. (2020). The effects of lycopene supplementation on oxidative stress and inflammation in postmenopausal women. Journal of Nutritional Biochemistry, 82, 108420.

North American Menopause Society. (2023). The Role of Diet in Menopause.

Schwalfenberg, G. K. (2020). Vitamins K1 and K2: The Emerging Story of Bone, Cardiovascular, and Cancer Health. Integrative Medicine: A Clinician's Journal, 19(2), 22-26.

American Academy of Orthopaedic Surgeons. (2023). Osteoporosis.

National Osteoporosis Foundation. (2023). Vitamin K.

Schwalfenberg, G. K. (2017). Vitamins K1 and K2: The Emerging Group of Vitamins Required for Human Health. Journal of Nutrition and Metabolism.

14장. 건강을 완성하는 마지막 퍼즐: 마음가짐의 재정립

Lamkin, D. M., & Slavich, G. M. (2016). Psychosocial factors and cancer: A review of research. UCLA Stress Lab.

Mills, P. J., Redwine, L., Wilson, K., Pung, M. A., & Dhabhar, F. S. (2023). A Randomized Controlled Trial of the Effects of a Gratitude Intervention on Health -Related Outcomes in Adults. Journal of Health Psychology, 28(5), 785-797.

O'Connell, S. T., & O'Connell, M. L. (2022). Religion and Spirituality in Cancer Care: A Systematic Review. Supportive Care in Cancer, 30(3), 2095-2104.

15장. 아무리 쉬어도 피곤한 이유: 만성피로 증후군의 실체

Morris, G., Berk, M., Walder, K., & Maes, M. (2021). The role of the inflammatory response and the neuro-immune system in myalgic encephalomyelitis/chronic fatigue syndrome (ME/CFS). International Journal of Tryptophan Research, 14, 11786469211029052.

Garrido-Maraver, J., Cordero, M. D., Oropesa-Ávila, M., et al. (2020). Coenzyme Q10 in the treatment of chronic fatigue syndrome: A systematic review and meta-analysis. Nutrients, 12(1), 164.

Newton, J. L., O'Gara, A., & O'Gara, D. (2018). The management of chronic fatigue syndrome/myalgic encephalomyelitis: A systematic review of trials on heart rate variability. Journal of Health Psychology, 23(11), 1435-1445.

National Institute of Neurological Disorders and Stroke (NINDS). Myalgic Encephalomyelitis/Chronic Fatigue Syndrome (ME/CFS) Information Page. Retrieved from https://www.ninds.nih.gov/Disorders/All-Disorders/Myalgic-Encephalomyelitis-Chronic-Fatigue-Syndrome-Information-Page

Maes, M., Twisk, J., & Kubera, M. (2012). The notion of ME/CFS as a neuro-immune disease is supported by a large-scale meta-analysis of markers of inflammation and oxidative stress. Molecular Neurobiology, 45(1), 1-13.

16장. 장 건강의 반란: 장 누수 증후군 바로잡기

Konturek, P. C., Brzozowski, T., & Konturek, S. J. (2017). Stress and the gut: The role of the brain-gut axis in the pathogenesis of stress-related gastrointestinal diseases. Journal of Clinical Medicine, 6(5), 50.

Mu, Q., Kirby, J., Reilly, C. M., & Luo, X. M. (2017). Leaky gut as a danger signal for autoimmune diseases. Frontiers in Immunology, 8, 598.

Taverniti, V., & Guglielmetti, S. (2018). The pursuit of functional and probiotic properties in intestinal bacteria: From traditional knowledge to molecular insights. Nutrients, 10(9), 1279.

Fasano, A. (2012). Leaky gut and autoimmune diseases. Clinical Reviews in Allergy & Immunology, 42(1), 71-78.

17장. 알레르기처럼 나타나는 만성 염증: 히스타민 과민성 증후군

Maintz, L., & Novak, N. (2007). Histamine and histamine intolerance. The American Journal of Clinical Nutrition, 85(5), 1185-1196.

Schnedl, W. J., & Enko, D. (2021). Histamine intolerance originating in the gut: The case of diamine oxidase and its role in chronic digestive disorders. Nutrients, 13(4), 1262.

Konturek, P. C., Brzozowski, T., & Konturek, S. J. (2017). Stress and the gut: The role of the brain-gut axis in the pathogenesis of stress-related gastrointestinal diseases. Journal of Clinical Medicine, 6(5), 50.

18장. 성장과 변화에 맞춰 설계하는 생애별 건강 가이드

대한의사협회. (2018). '청소년의 우울증과 불안에 미치는 규칙적인 운동의 효과'. 대한의사협회지, 61(12), 783-790.

American Heart Association (AHA). (2020). Physical Activity Guidelines for Adults and Kids.

Lynch, H. D., & Davies, E. R. (2019). The Role of Gut Microbiota in Early Childhood Health. The Journal of Pediatrics, 205, 12-19.

Cui, C., et al. (2021). The Impact of Paternal and Maternal Health on the Offspring's Neurodevelopment. Frontiers in Neuroscience, 15, 672901.

Wang, J., et al. (2022). The Role of Sarcopenia in Age-Related Decline and Fall Risk. Journal of Gerontology, 77(5), 901-910.

World Health Organization (WHO). (2020). Global strategy on diet, physical activity and health.

19장. 당신을 위협하는 4대 질환, 현명한 예방과 관리법

World Health Organization (WHO). (2023). Depression and other common mental disorders: global health estimates.

Pahwa, S., & Badi, M. (2022). The Role of Physical Activity in the Prevention and Management of Mental Illness. JAMA Psychiatry, 79(1), 1-2.

American Heart Association (AHA). (2020). Know Your Blood Pressure.

Whelton, P. K., et al. (2017).

2017 ACC/AHA/AAPA/ABC/ACPM/AGS/APhA/ASH/ASPC/NMA/PCNA Guideline for the Prevention, Detection, Evaluation, and Management of High Blood Pressure in Adults. Journal of the American College of Cardiology, 71(19), e127–e248.

Moore SC, et al. "Association of Leisure–Time Physical Activity With Risk of 26 Types of Cancer in 1.44 Million Adults." JAMA Internal Medicine, 2016.

American Cancer Society (ACS) Guidelines on Nutrition and Physical Activity for Cancer Prevention, 2020.

American Institute for Cancer Research (AICR). (2021). Diet, Nutrition, Physical Activity and Cancer: A Global Perspective.

Brooks PJ, et al. "The alcohol flushing response: an unrecognized risk factor for esophageal cancer from alcohol consumption." PLoS Medicine, 2009.

International Agency for Research on Cancer (IARC). "Alcohol consumption and ethyl carbamate." IARC Monographs, 2010.

Brooks, P. J., Enoch, M. A., Goldman, D., Li, T. K., & Yokoyama, A. (2009). The alcohol flushing response: an unrecognized risk factor for esophageal cancer from alcohol consumption. PLoS Medicine, 6(3), e1000050.

Kim, J. I., Park, Y. M., Kim, J., Pant, P. K., Choi, Y. H., & Shin, C. (2017). Alcohol Consumption, Aldehyde Dehydrogenase 2 Gene Polymorphisms, and Cardiovascular Health in Korea. Yonsei Medical Journal, 58(4), 689 - 696.

Lei, J., et al. (2020). "HPV Vaccination and the Risk of Invasive Cervical Cancer." The New England Journal of Medicine (NEJM).

Chang, M.H., et al. (2009). "Long-Term Effects of Hepatitis B Immunization of Infants in Preventing Liver Cancer." Gastroenterology

Livingston, G., et al. (2020). Dementia prevention, intervention, and care: 2020 report of the Lancet Commission. The Lancet, 396(10248), 413-446.

20장. 나만의 건강 로드맵을 만드는 실전 가이드

Hensrud, D. D. (2020). The New Health Plan: A Guide to Personalized Nutrition and Lifestyle Medicine.

American College of Sports Medicine (ACSM). (2020). ACSM's Guidelines for Exercise Testing and Prescription.

U.S. Department of Health and Human Services. (2018). Physical Activity Guidelines for Americans, 2nd edition.

American Journal of Clinical Nutrition. (2021). Personalized nutrition improves dietary intake and reduces risk factors for chronic disease: a randomized controlled trial.

100 건강설계

100세 시대,
기능의학으로 완성하는
내 몸 경영 로드맵

건강
설계

초판 1쇄 발행 2026. 1. 21.

지은이 강신용
펴낸이 김병호
펴낸곳 주식회사 바른북스

책임편집 주식회사 바른북스 편집부

등록 2019년 4월 3일 제2019-000040호
주소 서울시 성동구 연무장5길 9-16, 606호 (성수동2가, 블루스톤타워)
대표전화 070-7857-9719 | **경영지원** 02-3409-9719 | **팩스** 070-7610-9820

•바른북스는 여러분의 다양한 아이디어와 원고 투고를 설레는 마음으로 기다리고 있습니다.

자비출판 투고 barunbooks21@naver.com
홈페이지 www.barunbooks.com | **유튜브** https://www.youtube.com/@Youtube_brTV
인스타그램 https://www.instagram.com/barunbooks7/ | **X(트위터)** https://x.com/barunbooks7
페이스북 facebook.com/barunbooks7 | **틱톡** https://www.tiktok.com/@barunbooks7

ISBN 979-11-7263-790-3 03510